P.D. Dr. med. Thomas Klyscz
P.D. Dr. med. Michael Jünger

VENEN-
FITNESS

FALKEN
Taschenbuch

4

Inhalt

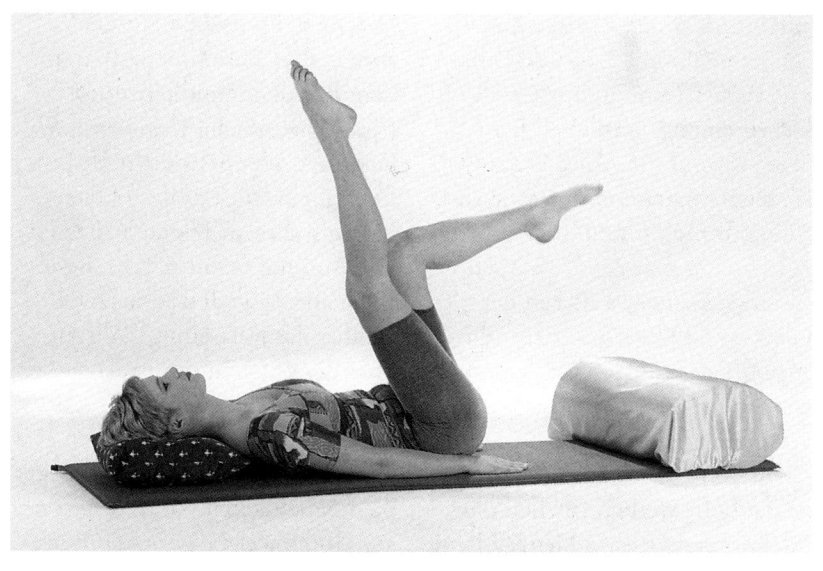

Vorwort

Venöse Durchblutungsstörungen verursachen die häufigsten Erkrankungen des Kreislaufsystems; eine Tatsache, die bei Ihnen wohl Erstaunen hervorrufen wird, da Venenerkrankungen nur selten in den Medien erwähnt werden. Sie verursachen hohe Behandlungs- und Folgekosten, verlaufen sehr leicht chronisch und verschlimmern sich oft bis hin zur Invalidisierung. Dennoch werden Venenleiden immer noch häufig als ein kosmetisches Problem angesehen und nicht als ein ernst zu nehmendes Krankheitsbild. Dabei können Venenerkrankungen außer unschönen Hautveränderungen, Krampfadern und „offenen Beinen" im ungünstigsten Fall zu einer gefährlichen Beinvenenthrombose, einer Verstopfung von Venen durch festsitzende Blutgerinnsel führen. Lebensgefährlich können die Thromben werden, wenn sie sich von der Gefäßwand lösen, mit dem Blutstrom in die Lungen geschwemmt werden und dort wichtige Gefäße verstopfen (Embolie). An einer tiefen Venenthrombose mit Lungenembolie sterben jährlich über 30 000 Menschen in Deutschland!

In der phlebologischen Sprechstunde der Universitäts-Hautklinik in Tübingen, an der seit Jahrzehnten der Betreuung von Patienten mit chronischer Venenschwäche ein hoher Stellenwert eingeräumt wird, wurde die große Bedeutung von Bewegungsmangel und falschen Bewegungsformen für die venösen Stauungsbeschwerden schon früh erkannt. Zusammen mit der Sportwissenschaftlerin Irmgard Jünger haben die Autoren deshalb ein Bewegungs- und Übungsprogramm entwickelt. Es wurde seit 1989 in etwa 2 000 Übungsstunden zusammen mit 200 Patienten stetig verbessert. Seine Wirksamkeit konnte in klinischen Studien – zum Teil in Zusammenarbeit mit dem Bundesgesundheitsministerium – mehrfach belegt werden. Patienten aller Schweregrade profitieren eindrucksvoll und dauerhaft von diesem Therapieangebot. Die Autoren vermitteln in diesem Buch anschaulich und nachvollziehbar das notwendige Wissen über die Entstehungsursachen und Verlaufsformen der Venenerkrankungen. Sie stellen die modernen Diagnose- und Therapiemöglichkeiten vor und zeigen auf, durch welche gezielten Bewegungsübungen und sportlichen Maßnahmen jeder von uns eine schützende und funktionsverbessernde Wirkung für sein Venensystem erzielen kann. Die Übungen sind für alle Altersgruppen geeignet und auch ohne spezielles Vorwissen und teure Geräte durchführbar.

Patienten mit plötzlich auftretenden Beschwerden wie Schmerzen in den Beinen, Schwellung eines Beins, spürbare Erwärmung oder Abkühlung bzw. Rötung oder Blässe des Beins, die deutlich außerhalb der individuellen Grenzen liegen, sollten sich sofort unter genauer Beschreibung der Beschwerden an einen Arzt wenden.

Bei Vorliegen einer Beinvenenthrombose und in den Wochen danach müssen die vom Arzt angegebenen Behandlungsmaßnahmen unbedingt eingehalten werden. Eine Bewegungstherapie sollte in einem solchen Fall frühestens nach 6 Wochen aufgenommen werden und nur mit dem ärztlichen Einverständnis erfolgen. Bei Vorliegen einer Herz-Kreislauferkrankung, bei Gelenkprothesen – insbesondere im Hüft- und Oberschenkelbereich –, bei Bluthochdruck, krankhaft oder medikamentös (z. B. bei Einnahme von Marcumar) gesteigerter Blutungsneigung und in allen Fällen, in denen ein Patient andere Risikofaktoren aufweist, die in der Vergangenheit zu gesundheitlichen Problemen geführt haben, dürfen die Übungen nur nach ärztlicher Rücksprache durchgeführt werden.

Mit diesem Buch möchten die Autoren einen wichtigen Beitrag zur Gesundheitsvorsorge leisten.

Venenerkrankungen – eine Volkskrankheit

Venenerkrankungen gehören nach Untersuchungen der Weltgesundheitsorganisation weltweit zu den häufigsten Erkrankungen überhaupt und stehen auch in der Bundesrepublik an führender Stelle aller Erkrankungen. Aus verschiedenen Studien, die in den zurückliegenden Jahren durchgeführt wurden und nach den Durchführungsorten als „Basler Studie" sowie „Tübinger Studie" bekannt geworden sind, ergibt sich, dass sich bei der Hälfte der bundesdeutschen Bevölkerung Beinvenenveränderungen finden. In der Bundesrepublik haben nach Expertenschätzungen circa 10 bis 15 Millionen Menschen ein aus-

Mögliche Folgen der chronischen Venenerkrankungen

- ● Schwellungen der Beine
- ● Krampfaderbildungen
- ● Verfärbungen der Haut am Unterschenkel
- ● Ekzeme an der Haut, vor allem am Unterschenkel
- ● Beingeschwüre und „offene Beine" (Ulcus cruris)

geprägtes Krampfaderleiden. Obwohl eine deutliche Altersabhängigkeit besteht, zeigen sich bereits bei 10% der 10- bis 12-Jährigen und bei 40% der 14- bis 16-Jährigen Krampfaderbildungen. Nur bei der Hälfte der oben genannten Patienten handelt es sich um geringgradige Störungen, die als Bagatelle aufgefasst werden können. Die Folgen chronischer venöser Durchblutungsstörungen sind Stauungserscheinungen, Schwellungen, Hautveränderungen und Ekzeme der Beine. Schätzungsweise 1,5 Millionen Menschen in der Bundesrepublik haben ein „offenes Bein" und müssen auch nach dessen erfolgreicher Abheilung jederzeit mit einem Wiederauftreten rechnen.

Im Jahre 1990 mussten über 100 000 Patienten mit Venenerkrankungen stationär in Krankenhäusern aufgenommen und behandelt werden. Die gesamten jährlichen Krankheitskosten durch Venenerkrankungen werden auf circa 2 Milliarden Mark veranschlagt.

Neben den eher nüchtern erscheinenden Zahlen, die aber wichtig sind, um das ganze sozialmedizinische Ausmaß der venösen Erkrankung deutlich werden zu lassen,

Zahlen, die betroffen machen: Venenleiden und ihre Folgen

● Statistisch leiden jede zweite Frau und jeder vierte Mann in der zweiten Lebenshälfte unter Krampfadern.

● Circa 30% der erwachsenen Deutschen sind an einem Krampfaderleiden bzw. dessen Folgezuständen manifest erkrankt.

● Menschen aus Familien mit bekannten Venenkrankheiten machen im statistischen Mittel doppelt so viele Venenentzündungen, Unterschenkelgeschwüre und Lungenembolien durch wie erblich nicht vorbelastete.

● Die Gesundheitskosten durch Venenerkrankungen belaufen sich schätzungsweise auf 2 Milliarden DM (!) jährlich.

● Derzeit gibt es in Deutschland mindestens 1,5 Millionen Menschen mit einem „offenen Bein" oder dessen Folgezuständen.

● Bis zu 2 500 Patienten werden wegen eines Venenleidens oder damit zusammenhängender Erkrankungen jährlich vorzeitig berentet.

● Noch heute sterben in Deutschland 30 000 Menschen jährlich (!) an einer Lungenembolie, der gefürchtetsten Komplikation der Venenerkrankungen im Rahmen einer tiefen Beinvenenthrombose.

steht natürlich das Schicksal der Betroffenen, die vorübergehend oder bleibend invalidisiert sind. Die Patienten sind oft unsicher, für welche Untersuchungs- und Behandlungsmaßnahmen sie sich entscheiden sollen. Unschlüssiges Abwarten verhindert aber rechtzeitige und notwendige Behandlung und kann dazu führen, dass sich das Krankheitsbild weiter verschlechtert. Deshalb erscheint es den Verfassern dieses Buches so wichtig, das Grundverständnis über die Ursachen und das Ent-

stehen der Venenerkrankungen zu vermitteln, damit jeder Betroffene Perspektiven vor Augen hat, wie er selbst durch konkrete Maßnahmen – von der Reduktion von Übergewicht über das Vermeiden von Pressatmung und das Heben schwerer Lasten, die Wahl geeigneter Bewegungs- und Sportarten bis zum gesundheitsfördernden Verhalten am Arbeitsplatz und zu Hause – Einfluss auf die eigene Gesundheit nehmen kann.
In Ihrem eigenen Interesse sollten Sie dann in Zusammenarbeit mit

Ihrem Arzt diejenigen Maßnahmen ergreifen, die zu einer wirksamen Verbesserung der Beschwerden führen und Ihren Körper beim Heilungsprozess unterstützen. Dazu gehört immer auch das Ausschalten von belastenden Risikofaktoren.

Wie gesund sind Ihre Beinvenen?

Wenn Sie sich einmal Gedanken über die Gesundheit Ihrer eigenen Venen machen wollen, können Sie folgenden einfachen Test durchführen. Beantworten Sie die Fragen der Reihe nach, und zählen Sie die erreichte Punktzahl zusammen. Die Auswertung erfahren Sie im Anschluss an den Fragebogen.

Sind bei Ihren Eltern oder Großeltern Venenerkrankungen (Krampfadern) bekannt oder bereits früher einmal (offene Beine) aufgetreten?
Ja: 10   Nein: 0

Haben Sie oft schmerzende, schwere oder vor allem abends geschwollene Beine?
Ja: 15   Nein: 0

Sind Sie übergewichtig?
Ja: 5   Nein: 0

Haben Sie oft das Gefühl, Ihre Beine seien schwer wie Blei?
Ja: 10   Nein: 0

Müssen Sie tagsüber viel stehen oder sitzen, ohne sich zwischendurch ausreichend Bewegung verschaffen zu können?
Ja: 5   Nein: 0

Haben Sie eine Veranlagung zur Bindegewebsschwäche?
Ja: 10   Nein: 0

Haben Sie eine oder mehrere Schwangerschaften hinter sich?
Ja: 10   Nein: 0

Nehmen Sie Hormonpräparate ein?
Ja: 5   Nein: 0

Nehmen Ihre Beinbeschwerden in Ländern mit feucht-warmem Klima zu?
Ja: 5   Nein: 0

Bestehen bei Ihnen schon länger Besenreiservarizen?
Ja: 10   Nein: 0

Bestehen bei Ihnen sichtbare Hautveränderungen am Unterschenkel oder im Knöchelbereich?
Ja: 10   Nein: 0

Tragen Sie oft Schuhe mit
hohen Absätzen?
Ja: 5   Nein: 0

Sind bei Ihnen bereits Krampfadern aufgetreten?
Ja: 25   Nein: 0

Betreiben Sie Sportarten, bei
denen gezielt die Beinmuskulatur trainiert wird (mindestens
zweimal pro Woche)?
Ja: 0   Nein: 5

Unternehmen Sie täglich Spa-
ziergänge (mindestens 30 Minuten Dauer)?
Ja: 0   Nein: 5

Zählen Sie alle Punkte zusammen.

Summe:

Auswertung:
0 Punkte:
Dieser Wert spricht für ein gesun-
des Venensystem ohne Zeichen
einer Funktionsstörung.

0–20 Punkte:
Dieser Wert spricht für ein weitgehend funktionierendes Venensystem, das seiner Funktion noch
gerecht werden kann.

Eigenverantwortliche Maßnahmen wie gesunde Ernährung, re-
gelmäßige Bewegung und Abbau
von Übergewicht sollten mit
Venengymnastik kombiniert und
regelmäßig durchgeführt werden.

20–40 Punkte:
Dieser Wert spricht für ein deutlich gefährdetes Venensystem und
reduzierte Leistungsfähigkeit.
Geschwollene, bleiern schwere
Beine können die ersten Vorboten
einer venösen Erkrankung sein.
Die optimale Vorgehensweise
sollte nach der ärztlichen Untersuchung mit dem betreuenden
Arzt abgestimmt werden. Die bereits gegebenen Empfehlungen der
Punktgruppe 0–20 gelten selbst-
verständlich auch hier und bei der
nachfolgenden Kategorie.

40 und mehr Punkte:
Sofern Sie bislang noch nicht
wegen Ihres Venensystems in Behandlung stehen, sollte der Wert
Sie veranlassen, sich baldmög-
lichst von einem Arzt mit besonderer Erfahrung auf dem Gebiet
der Venenerkrankungen (Phlebo-
loge) untersuchen zu lassen.

Das Venensystem

Zum Verständnis der Venenerkrankungen ist es erforderlich, auf
die besondere Funktion und die
Bedeutung der Venen im menschlichen Körper einzugehen.
Das menschliche Leben ist an
Stoffwechselvorgänge geknüpft,
für die die Körperzellen mit Nähr-
stoffen und Sauerstoff versorgt
werden müssen.
Die roten Blutkörperchen nehmen den Sauerstoff in der Lunge
auf, Nährstoffe gelangen aus Darm
und Leber in den Blutkreislauf.
Sauerstoff und Nährstoffe werden
am Zielort aus den Blutgefäßen
an die umgebenden Zellen abge-
geben.
Die Versorgung aller Körperzellen
– auch in den entlegensten Ab-
schnitten des Körpers – wird dabei
durch die Blutgefäße gewährleis-
tet, wobei die **blutzuführenden
Arterien** (Schlagadern) und die
blutrückführenden Venen unterschieden werden. Definitionsge-
mäß führen Arterien das Blut vom
Herzen weg und Venen wieder

zum Herzen zurück. Vergleicht
man den Blutkreislauf mit dem
Installationssystem eines Hauses,
stellen die Arterien das Frisch-
wassersystem und die Venen das
Abwassersystem im menschlichen
Organismus dar. Im Körper existiert zusätzlich das dritte Trans-
portsystem, das Lymphgefäß-
system, das zur Unterstützung des
Venensystems verbrauchte Gewe-
beflüssigkeit über eigene Bahnen
zum Herzen transportiert.
Der größte Motor der Blutbewegung ist das Herz. Es arbeitet wie
eine Pumpe, die sauerstoffreiches
Blut aus der Lunge aufnimmt
und unter hohem Druck in die
Hauptschlagader fördert. Über
die Hauptschlagader (Aorta) und
deren Verzweigungen gelangt das
arterielle Blut in die oberen und
unteren Körperabschnitte. Über
die feinsten Verästelungen der
Arterien, die **Kapillargefäße,** wird
das Blut an die Zellen herange-
führt, wo der lebensnotwendige
Stoffaustausch stattfindet. Behin-

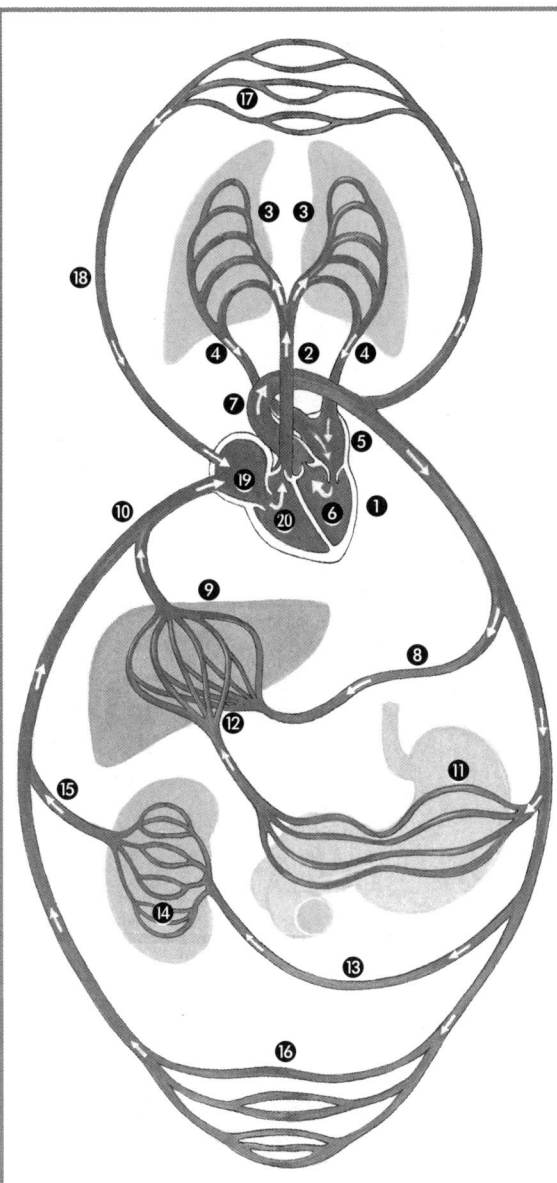

❶ Herz
❷ Lungenschlag-
ader
❸ Kapillarsystem
des Lungenkreis-
laufs
❹ Lungenvenen
❺ linker Vorhof
❻ linke Herzkammer
❼ Aorta = Körper-
hauptschlagader
❽ Leberarterie
❾ Leberkapillaren
und venöses
Wundernetz
❿ untere Hohlvene
⓫ Darmarterien und
Kapillarsystem
des Verdauungs-
traktes
⓬ Pfortader
⓭ Nierenarterie
⓮ arterielles
Wundernetz
⓯ Nierenvene
⓰ Kapillarsystem
der unteren
Körperpartien
⓱ Kapillarsystem
der oberen
Körperpartien
⓲ obere Hohlvene
⓳ rechter Vorhof
⓴ rechte Herz-
kammer

**Schematische Zeich-
nung des mensch-
lichen Blutkreislaufs**

derungen des Stoffaustauschs können zu folgenschweren Schädigungen der Zellen und zum Gewebeuntergang führen.

Die Venen führen das sauerstoffarme Blut mit den Abbauprodukten des Gewebestoffwechsels über das Herz in die Lunge zurück – der Kreislauf wird so geschlossen. Die bedarfsgerechte Versorgung des Gewebes über Arterien und die kleinsten Blutgefäße erfordert eine ungestörte Entsorgung über die Venen und die Lymphgefäße zum Herzen zurück. Ein behinderter Abtransport stört nicht nur die Transportvorgänge im Venensystem selbst, sondern auch den arteriellen Zustrom in die kleinsten Blutgefäße der Haut und bringt so die lebensnotwendigen Austauschvorgänge zwischen Kapillaren und Zellen zum Erliegen. Das sauerstoffreiche arterielle Blut wird unter hohem Druck vom Herz in den Kreislauf hineingepumpt. Da der arterielle Blutstrom bis zum Eintritt in die Kapillaren einen Großteil des Druckes verbraucht, herrscht in den Venen nur noch ein geringer Druck, sie werden deshalb dem Niederdrucksystem des Menschen zugeordnet. Die Saugwirkung des Herzens reicht nicht aus, um das Blut aus

den Beinen gegen die Schwerkraft zurück zu transportieren. Nur in der oberen Körperhälfte fließt das venöse Blut im Stehen nahezu selbstständig zum Herz zurück. Während sich die Erdanziehung im Stehen oder Sitzen oberhalb der Herzhöhe positiv auf den venösen Bluttransport auswirkt, ist es in der unteren Körperhälfte genau umgekehrt, denn das Blut muss aus den Füßen und Beinen gegen sein Eigengewicht regelrecht „hochgepumpt" werden. Erschwerend kommt hinzu, dass der Mensch seit dem entwicklungsgeschichtlichen Schritt vom Vierfüßer zum Zweibeiner eine größere Steigungsstrecke für das Venenblut von den Füßen zum Herz zu bewältigen hat, als von der Natur ursprünglich vorgesehen.

Beim erwachsenen Menschen muss das venöse Blut aus dem Fuß bis zum Herz im Stehen die enorme Strecke von durchschnittlich 150 cm zurücklegen.

Aufgaben des Venensystems

Die Beinvenen haben im Blutkreislauf unterschiedliche Aufgaben, wobei in erster Linie der Bluttransport, die Kreislaufregulation und die Beeinflussung der Hauttemperatur wichtig sind. Ferner haben die Venen Spezialfunktionen zur Regulierung des Fließwiderstandes im Übergangsbereich von den kleinsten Gefäßen, den Kapillaren, zu den größeren Venen. Sie üben damit eine schützende Ventilfunktion für die kleinsten Hautgefäße aus, die dem vollen Venendruck nicht standhalten könnten.

Das Venensystem ist in ein der Haut zugehöriges **oberflächliches** und ein **tiefes Venensystem,** das von der Beinmuskulatur umgeben ist, aufgebaut. Dabei fließt das venöse Blut aus dem oberflächlichen System auf verschiedenen Etagen des Beins über Verbindungsvenen und Zuflüsse in das tiefe Venensystem und von dort über die untere Hohlvene zum rechten Herzen zurück.

Transportmechanismen des Venensystems

Während das arterielle Blut mit hohem Druck vom Herzen ausgeworfen wird und in aufeinander folgenden Wellen schubweise durch die Arterien in die entlegensten Abschnitte des Körpers strömt, steht dem venösen System keine vergleichbare Unterstützung durch das Herz zur Verfügung. Das Venensystem braucht deshalb weitere Pumpsysteme und Transportmechanismen.

Von entscheidender Bedeutung für die Transportfunktion des Beinvenensystems sind die **Venenklappen.** Sie entsprechen in ihrer Funktion Ventilklappen bzw. Schleusentoren, die den Fluss des Blutes nur in eine Richtung zulassen, aber in Gegenrichtung eine mechanische Sperre bilden, die verhindert, dass das zum Herzen gepumpte Blut wieder in tiefere Körperabschnitte zurückströmt.

Ein Versagen des Klappensystems hat unweigerlich zur Folge, dass sich bei aufrechter Körperhaltung in den Beinen mehr venöses Blut sammelt; es kommt zu einer sichtbaren Blutfülle und einem erhöhten venösen Blutdruck in den Beinen, zu schmerzhaften Schwel-

Venenklappe

offen   geschlossen

❶ Beckenvene
❷ Leistenband
❸ Oberschenkelvene
❹ große Rosenvene
❺ Verbindungsvenen
❻ Kniekehlvene (hinter dem Gelenk)
❼ hintere Schienbeinvene
❽ vordere Schienbeinvene
❾ kleine Rosenvene
❿ Verbindungsvenen
⓫ venöser Fußrückenbogen

Tiefes (hellblau) und oberflächliches (dunkelblau) Beinvenensystem

lungen, Stauungen und längerfristig zu Hautveränderungen.
Venenklappen haben somit wichtige Steuerungs- und Schutzfunk-
tionen, die bei Schäden am Ve-
nenklappensystem verloren gehen.
Ursache eines Venenklappende-
fektes kann z. B. eine ausgeprägte
Krampfaderbildung (Varikosis)
oder eine abgelaufene Venenthrombose sein. In seltenen Fällen
finden sich Klappendefekte bereits
von Geburt an, dies ist jedoch die
Ausnahme.

● Als 1. Motor des venösen Blut-
stroms steht hinter den Kapillaren, am Beginn des venösen
Systems, ein verhältnismäßig
**geringer Restdruck aus dem
arteriellen Gefäßsystem** zur
Verfügung.

❶ Vene   ❷ Arterie
**Venöser Bluttransport durch die
arterielle Pulswelle**

● Da Arterien und Venen oft eng
benachbart verlaufen, kann sich
die arterielle Druckwelle vom
Herzen auf die Vene übertragen:
die sich ausdehnende Arterie
drückt die Vene von außen zusammen. Die Venenklappen
gewährleisten, dass sich die
Blutbewegung in den Venen
Richtung Herz fortpflanzt.
Diese **arterielle Pulswelle** wirkt
als 2. Motor.

● Die **Brustkorb-Bauch-Zwei-
phasenpumpe**, die atemabhän-

gige Blutbewegungen in den
Venen erzeugt, steht als 3. Motor der Blutbewegung bereit.
Wirkprinzip dieser Pumpe sind
die Druckschwankungen in
Brustkorb und Bauchraum
beim Atmen. Während der Einatmung senkt sich das Zwerch-
fell, und der Druck im Bauchraum steigt an. Dieser Druck
lastet auch auf den Bauch- und
Beckenvenen, in denen das
Blut entsprechend ausgepresst
und durch die Venenklappen
zum Herzen bewegt wird. Da
während der Einatmung der

Druck im Brustkorb sinkt, wird das Blut in den Venen aus dem Bauchraum in die Venen des Brustkorbs gesogen („2-Phasen-Pumpe").

Während der Ausatmung ergeben sich die gegensinnigen Druckveränderungen in Brust- und Bauchraum: die Druckveränderungen begünstigen den Blutstrom aus den tiefer gelegenen Beinvenen in die Becken- und Bauchvenen und die Blutbewegungen aus der oberen Hohlvene des Brustkorbs in das rechte Herz.

Die Auswirkungen der Atmung auf das Venensystem nehmen bei sportlicher Aktivität zu, weil dann die Leistung der Atempumpe zunimmt.

● Daneben entfaltet das Herz als 4. Motor selbst noch eine **geringe Sogwirkung auf das venöse Blut,** die sich jedoch nur in unmittelbarer Herznähe auf den Bluttransport auswirkt. Diese 4 Transportmechanismen allein könnten niemals den venösen Rückstrom bewältigen, sie haben nur eine unterstützende Funktion.

● Von entscheidender Bedeutung sind diejenigen Pumpsysteme, die unter dem Begriff **Gelenk-muskelpumpen** zusammengefasst werden und den 5. und zugleich wichtigsten Motor der venösen Blutbewegung darstellen. Die Funktion der Gelenkpumpen kommt durch abwechselnde Beuge- und Streckbewegungen der einzelnen Gelenke und der über die Gelenkregion hinwegziehenden Sehnen und Muskelanteile zustande.

Das Funktionsprinzip der Gelenkmuskelpumpen

Anschaulich darstellbar ist die Funktionsweise der Wadenmuskelpumpe anhand eines einfachen Modells, nämlich der Wirkung des Bizepsmuskels am eigenen Oberarm: Umfasst man mit der linken Hand kräftig den rechten Bizeps bei gestrecktem rechten Arm und winkelt den rechten Arm dann an, kommt es zu einer zunehmenden Spannung mit Dehnung der umgreifenden Hand. Der Muskelquerschnitt des Bizepsmuskels ändert sich bei Anspannung: der Muskel wird kürzer und dafür in der Mitte dicker. Dieses Wechselspiel zwischen dickem und dünnem Muskelbauch überträgt seine Volumenänderung an den Beinen ana-

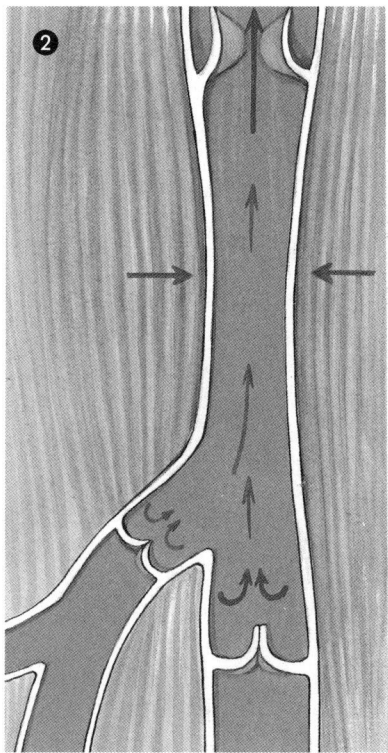

Funktion der Wadenmuskelpumpe
❶ Entspannte Muskulatur: Das Blut fließt in den Venenabschnitt nach
❷ Angespannte Muskulatur: Das Blut wird aus dem Venenabschnitt herzwärts herausgedrückt

log auf die benachbart liegenden Venen. Muskelkontraktionen laufen ab, wenn die Muskulatur bewegt wird. Seit alters her wird deshalb die Bewegungstherapie bei Venenerkrankungen aufgrund positiver klinischer Erfahrungen befürwortet.

Das Blut wird durch die Muskelanspannung nicht wahllos weggedrückt, sondern durch die kanalisierende Funktion der Venenklappen in Richtung Herz geleitet. Sind die Klappen jedoch defekt, kommt es zum Pendelfluss, die Strömungsrichtung kehrt sich ständig um, ein geordneter Abfluss findet nicht mehr statt. Blut, das sich aufstaut oder dessen Fließgeschwindigkeit sehr stark verlangsamt ist, kann gefährliche Blutgerinnsel in den Gefäßen bilden. Im Fachgebrauch spricht man dann von einer Thrombose. Ähnlich negativ wie die gestörte Venenklappenfunktion wirkt sich auch eine gestörte Beweglichkeit im Gelenk aus. Am Beispiel mit dem Bizepsmuskel wird sehr deutlich, dass die venösen Transportmechanismen der Muskelpumpen ausfallen, wenn der Arm sich im Ellbogengelenk nicht mehr beugen lässt. Eine ähnliche Situation ergibt sich am Bein, wenn Knie oder Sprunggelenk ausfallen. Von höchster Wichtigkeit für den Blutfluss im Venensystem ist die Beweglichkeit des oberen Sprunggelenks am Übergang vom Fuß zum Unterschenkel, weil die Funktionen der Achillessehne und der kräftigen Wadenmuskulatur davon abhängig sind. Ein Ausfall des Sprunggelenks kann daher katastrophale Folgen für die Wadenmuskelpumpe haben. Es muss jedoch gar nicht erst zum Totalausfall der Gelenkfunktion kommen: Bereits ein gesunder Mensch verliert mit zunehmen-

dem Alter kontinuierlich an Bewegungsumfang im Sprunggelenk, die Kraft der Muskeln lässt nach. Eine schon bestehende Venenerkrankung mit Schwellungsneigung des Beins oder schmerzhafter Schonhaltung sowie atrophierte (rückgebildete) Muskelanteile können ähnlich negative Wirkungen haben.

Die Bedeutung der Gelenkmuskelpumpen

In wissenschaftlichen Untersuchungen konnte Professor Schmeller aus Lübeck nachweisen, dass der Rückgang der Sprunggelenksbeweglichkeit zu einem weitgehenden Erliegen der venösen Transportfunktion am Bein führt und gleichzeitig zu einer Verringerung des venösen Abflusses aus dem Bein.

Das therapeutische Anliegen besteht deshalb in einer Kräftigung der beteiligten Muskulatur, in einer Verbesserung der Sprunggelenksbeweglichkeit sowie einer Unterstützung der Klappenfunktion des Venensystems.

Neben der bereits ausführlich beschriebenen Wadenmuskelpumpe am oberen Sprunggelenk führt ein ganzes „Team" von Muskelpum-

Die wichtigsten Transportmechanismen für das Venenblut

Venenklappen: Sie übernehmen die wichtige Ventilklappenfunktion und sind Voraussetzung für das Funktionieren der nachfolgend genannten Transportmechanismen.

1. Gelenkmuskelpumpen: Transportmechanismen bei körperlicher Bewegung durch die äußere Pumpwirkung der Muskeln auf die Venen.
2. Arterielle Pulswelle: Druckübertragung von der sich ausdehnenden Arterie auf die sich passiv verengende Vene.
3. Atmung: Durch die atemabhängige Bewegung des Zwerchfells wird Blut zum Herzen gepumpt („2-Phasen-Pumpe").
4. Druck des Kapillarblutes: Das arterielle Blut hat vom Herzen her noch einen geringen Restdruck, wenn es im venösen Gefäßsystem ankommt.
5. Sogfunktion des Herzens: Durch die Kontraktion des Herzmuskels entsteht ein Sog auf das venöse Gefäßsystem, wodurch das venöse Blut leicht zum Herzen angesaugt wird.

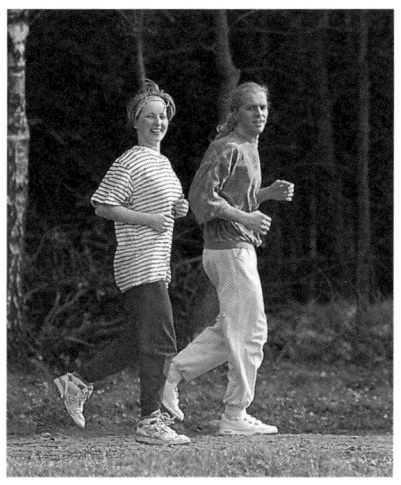

Die beim Laufen aktiven Gelenk- und Muskelpumpen der Beine:
- Saugpumpe unter dem Leistenband
- Oberschenkelmuskelpumpe
- Kniegelenkpumpe
- Wadenmuskelpumpe
- Sprunggelenkpumpe
- Zehen- und Fußsohlenpumpe

pen in aufsteigender Reihenfolge am Bein zu einem funktionellen Zusammenspiel der Gesamttransportfunktion. Durch das wechselnde Anspannen und Entspannen der Muskulatur wird das venöse Blut herzwärts gepresst. In der Muskelanspannungsphase erfolgt eine Drucksteigerung in den tiefen Leitvenen, die von der Muskulatur des Beines und den Ober- und Unterschenkelknochen als Widerlager umgeben sind.

Während der Entspannungsphase des Muskels füllen sich die leergepressten Venen vom Fuß her wieder auf.

Bei der Kontraktion des Triceps surae, dem kräftigsten Wadenmuskel am Unterschenkel, entsteht ein Verdrängungsdruck, welcher der Ruheleistung des Herzens entspricht.

Beim Gesunden erniedrigt die Wadenmuskelpumpe den Venendruck in den Fuß- und Beinvenen bei jedem Schritt. So entsteht zwischen den Arterien und Venen ein Druckgefälle, welches die Gewebedurchblutung verbessert.

Warum sind Venenleiden so weit verbreitet?

Aus Überlieferungen und antiken Abbildungen wissen wir heute, dass Krampfaderleiden bei den Menschen bereits vor Jahrtausenden beobachtet und damals auch erste Behandlungsversuche unternommen wurden. Auf einem griechischen Relief aus dem Jahre 400 v. Chr. fand sich z. B. die Darstellung von Unterschenkelvarizen bei einem Griechen, der zum

Dank seiner Heilung den Göttern die bis heute erhaltene Tafel stiftete. Aus anderen antiken Zeichnungen und Überlieferungen der arabischen Medizin sind Behandlungsversuche mit Kompressionsbinden bekannt, wie sie noch heute in verbesserter medizinischer Form zum Einsatz kommen.

Die Hauptursache für das Auftreten von Krampfadern wird in erster Linie in dem aufrechten Gang des Menschen und den dadurch bedingten Veränderungen der Durchblutungsverhältnisse gesehen. Der Einfluss der Schwerkraft auf den venösen Bluttransport aus den Beinen zum Herzen scheint der entscheidende Ursachenfaktor für das menschliche Krampfaderleiden zu sein. Im gesamten Tierreich, auch bei extrem großen Tieren wie der Giraffe und dem Strauß, gibt es kein dem menschlichen Krampfaderleiden vergleichbares Krankheitsbild.

Wie entstehen Venenerkrankungen?

Im Gegensatz zu den sehr muskelstarken Arterien sind die Venen relativ dünnwandige, muskelarme

Gefäße. Während die tiefen Venen von einem äußeren Mantel aus Knochen und Muskeln des Beines stabilisiert werden, liegen die oberflächlichen Venen direkt unterhalb der Haut und werden nur auf ihrer Unterseite durch einen festen, bindegewebigen Anteil, die Faszienhülle, gestützt. Die oberflächlichen Venen leiden deshalb besonders unter einer Kombinationsbelastung aus anlagebedingter Schwäche, Altersveränderungen, Bewegungsmangel und einer Erhöhung des Venendrucks. Bei Frauen führen hormonelle Umstellungen, insbesondere in der Schwangerschaft, zu einer größeren Dehnbarkeit der Venen und einem Verlust an Spannkraft. Bei lang andauernden sitzenden Tätigkeiten oder monotonem Stehen kommt es durch die Untätigkeit der Wadenmuskelgelenkpumpe zu Stauungsbeschwerden im Unterschenkelbereich. Übergewicht, Bewegungsmangel und starkes Pressen, z. B. durch das Heben schwerer Lasten, können zu einer Schädigung des Venenklappensystems in den oberflächlichen Leitvenen führen.
Die Störungen der venösen Durchblutung verursachen sichtbare (Stauungszeichen, Ödem)

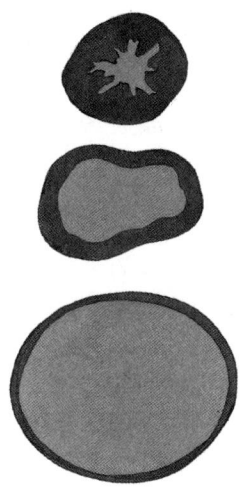

Venenquerschnitt bei zunehmendem Füllungsdruck

und mikroskopisch sichtbare Veränderungen der Haut und ihrer Blutgefäße, insbesondere in der Knöchelregion. Die chronisch venöse Stauung betrifft nicht nur die Haut selbst, sondern auch Gewebe in der Unterhaut, Verschiebeschichten in der Nähe der Achillessehne und die Gelenkkapseln des oberen und des unteren Sprunggelenkes, ja sogar die knöchernen Strukturen selbst. Die reduzierte venöse Abpumpleistung mit Stauung im Gewebe kann also zu Beeinträchtigungen der Sprunggelenksbeweglichkeit führen. Endstadium ist im ungünstigsten Fall eine Spitzfußstellung.

Risikofaktoren für das Auftreten von Venenerkrankungen

Risikofaktoren erster Ordnung:
- erbliche Veranlagung
- Geschlecht (Frauen neigen aufgrund hormoneller Einflüsse vermehrt zu Venenleiden)
- Schwangerschaften

Risikofaktoren zweiter Ordnung:
- Übergewicht
- Rauchen
- Bewegungsmangel
- äußere Faktoren, wie berufliche Einflüsse („Stehberufe" oder schwere körperliche Arbeit), aber auch dauernd sitzende Tätigkeit („Büromenschen")

Diese Beweglichkeitseinschränkung im oberen Sprunggelenk führt aufgrund des verminderten Bewegungsumfangs und der unzureichenden Pumpwirkung der Muskeln auf die Venen wiederum zu einer Leistungsminderung der Wadenmuskelgelenkpumpe: es beginnt ein sich selbst verstärkender Teufelskreis. Neben einem Funktionsverlust und den Beschwerden durch das Venenleiden drohen dem Betroffenen längerfristig oft Berufsunfähigkeit und Invalidisierung.

Venenerkrankungen und ihre Ursachen

Der Begriff „chronische Veneninsuffizienz" beschreibt ein Versagen der Entsorgungsfunktion des Venensystems: Das Blut wird nicht mehr an den Bedarf angepasst zurücktransportiert. In der Folge entwickelt sich eine **chronisch venöse Stauung.** Schmerzen, Spannungs- und Schweregefühl stellen sich ein. Das Bein wird dick, unangenehme Wärme- oder auch Kältegefühle stören. Mancher Betroffene kann langes Sitzen, z. B. bei Autofahrten, nicht mehr ertragen. Es besteht dann ein quälender Drang zur Bewegung der Beine. Solange die Haut noch keinen Schaden genommen hat, liegt eine chronisch venöse Insuffizienz (CVI) im Stadium I nach Widmer vor. Die chronisch venöse Stauung, durch die Blutbestandteile (Eiweiße) in das Gewebe abgepresst werden und bei eingeschränkter Entsorgung dort liegen bleiben, löst **chronische Entzündungsprozesse** aus: die Haut wird hart (Fibrosierung) und verfärbt sich bräunlich. Es bleiben Abbauprodukte von roten Blutzellen

(Hämosiderin) im Gewebe liegen, und es wird vermehrt Pigment (Farbstoffpartikel) in der Haut gebildet. Die feinsten Blutgefäße der Haut, die Kapillaren, die das arterielle Blut in der Haut verteilen, gehen zugrunde. Dies verschlechtert zusätzlich die bereits durch den fehlenden Abtransport beeinträchtigte Hautversorgung gravierend. Sobald die Ver- und Entsorgung den Ruhestoffwechsel der Zellen nicht mehr sicherstellen kann, gehen die Zellen zugrunde: es entsteht spontan eine noch sehr verzögert abheilende Wunde (Nekrose), meist im Innen- oder Außenknöchelbereich am Unterschenkel.

Klinische Stadieneinteilung der chronischen Veneninsuffizienz nach Widmer

Stadium 1: Schwellungsneigung, sichtbare Venenzeichnungen am Bein

Stadium 2: Pigmentveränderungen der Haut, Hautverhärtungen

Stadium 3: Schwere Hautschäden mit offenem Bein oder Zustand nach dessen Abheilung

Der Venenklappenuntergang

Die Ursachen der anlagebedingten primären Varikose, also des umgangssprachlich „einfachen Krampfaderleidens", sind noch nicht recht verstanden worden. Es gibt Hinweise auf eine gestörte Zusammensetzung der Venenwand (Kollagenvernetzung). Eine vorübergehende Behinderung des venösen Abstroms bei gleichzeitig hormonell bedingter Lockerung des (kollagenen) Bindegewebes macht die Schwangerschaft zu einer besonders kritischen Phase, in der die Krampfaderbildung ausgelöst oder verstärkt wird. Immer wieder stark erhöhte Drucke in den Beinvenen mit Pressatmung (bei Gewichtheben, Tragen schwerer Lasten) werden auch für die Entstehung von Krampfadern verantwortlich gemacht. Die Erweiterung der Hautvenen betrifft auch die venösen Abschnitte, die Klappen tragen. Die Segel der Klappen weichen auseinander, allmählich wird die Klappe undicht und lässt das venöse Blut wieder in Richtung Fuß zurückfließen. Die Funktion der Venenklappe als Ventil ist dann gestört, die Klappe wird insuffizient.

Bei einem gestörten Rückfluss vergrößert sich die Gefahr der Bildung von Blutgerinnseln (Thromben) an den Gefäßwänden. Die katastrophalen Auswirkungen der Thrombose für die betroffenen Venenabschnitte sind bekannt. Zunächst verlegen die Blutgerinnsel die tiefen Leitvenen und blockieren – je nach Ausdehnung und Befallmuster – den Blutrückfluss zum Herzen.

Während der ersten Tage und Wochen nach der Thromboseentstehung werden die Blutgerinnsel meist noch vom Körper selbst aufgelöst, zum Teil allerdings nur unvollständig. Die verbleibenden Thromben behindern den venösen Abstrom zum Herzen langfristig. Später führt ein Umbau

Zwei Formen der Venenerkrankung werden unterschieden:

● die primäre Varikosis, also das sichtbare Krampfaderleiden ohne erkennbare Ursache und
● das gestörte Venensystem in Folge einer abgelaufenen Venenthrombose als so genanntes „postthrombotisches Syndrom".

der Thromben in den Venen zu einer teilweisen oder vollständigen Zerstörung der Venenklappen selbst.

Der erhöhte Abstromwiderstand durch verbliebene Gerinnselteile in den Leitvenen und die Funktionsstörung der insuffizienten

❶ tiefe Vene
❷ Verbindungsvene mit defekten Venenklappen
❸ oberflächliche Vene
❹ Haut

Erkrankte Verbindungsvene. Das Blut drückt aus der tiefen Vene nach außen gegen die Haut. Entzündungen und Geschwüre können die Folge sein oder schließunfähigen Klappen charakterisieren die venöse Durchblutungssituation der Beine nach einer Thrombose. Die sich ausbildenden Veränderungen am Venensystem und an der Haut werden von den Ärzten als „**postthrombotisches Syndrom**" bezeichnet.

Die oberflächliche Venenentzündung (Thrombophlebitis)

Die oberflächlichen Venen können sich entzünden, wobei der Entzündungsprozess von der Innenwand zu den äußeren Wandschichten fortschreitet. Als Zeichen des Entzündungsprozesses sind oft eine deutliche Rötung und eine besondere Schmerzhaftigkeit im Entzündungsareal anzutreffen. Als häufige Auslöser gelten Injektionen oder Infusionen (Infusionsphlebitis). In jüngster Zeit wurde auch über Venenentzündungen an den Beinen durch den hohen mechanischen Reiz von Unterwasserdüsen in Schwimmbadeinrichtungen berichtet, die durch die hohe Druckbelastung zu Reizungen und entzündlichen Veränderungen der oberflächlichen Venen führen

können. Venenkranke sollten deshalb sanfte Wasseranwendungen und Kneippsche Güsse wählen und die Hochdruckdüsen meiden.

Die tiefe Beinvenenthrombose (Phlebothrombose)

Unter einer Thrombose wird die Entstehung eines Blutgerinnsels verstanden. Kommt es in einer tiefen Vene zu einer solchen Blutgerinnselbildung, wird von einer tiefen Beinvenenthrombose gesprochen. Drei wesentliche Faktoren sind für das Entstehen einer Thrombose bekannt:
1. ein Gefäßwandschaden
2. eine erhöhte Gerinnungsneigung sowie
3. eine Störung der Fließeigenschaften des Blutes
Obgleich sich Thrombosen in allen Körpervenen entwickeln können, sind doch zu 90% die tiefen Beinvenen davon betroffen. In der Entstehungsphase einer tiefen Venenthrombose ist das Blutgerinnsel nur locker mit der Venenwand verklebt. Kommt es zu einem Abschwemmen des Blutpfropfs, spricht man von einem Embolus, was übersetzt „wandernder Blutpfropf" heißt. Von dem tiefen Beinvenensystem wird der

Blutpfropf mit dem strömenden Blut in Richtung Herz gespült. Von dem rechten Vorhof gelangt er weiter in die Lunge. Hier kann er die gefürchtete Lungenembolie verursachen, die im schlimmsten Falle tödlich verläuft. Noch heute sterben jährlich 30 000 Menschen in Deutschland an den Folgen einer Lungenembolie.

Bleibt das Blutgerinnsel im Gefäß liegen, so verwächst es innerhalb von Tagen und Wochen mit der Venenwand. Die Vene wird verstopft und der Blutstrom unterbrochen. An dem tiefen Venensystem entstehen dadurch meist irreparable Schäden. Da circa 80–90% des venösen Blutes über das tiefe Leitvenensystem abfließen, ist eine Gefäßschädigung oder ein Untergang der Venenklappen in diesem Bereich so folgenschwer, dass sie zu einem chronischen Krankheitsprozess, dem so genannten postthrombotischen Syndrom mit schweren Störungen des gesamten venösen Gefäßsystems unter Mitbeteiligung anderer Organstrukturen am Bein – vorzugsweise der Haut – führen kann.

Frauen sind besonders nach der Entbindung im Wochenbett einem deutlich erhöhten Risiko ausgesetzt. Die mangelnde Bewegung der Beinmuskulatur führt durch die Lahmlegung der Wadenmuskelgelenkpumpe zu einer verhängnisvollen Strömungsverlangsamung des Blutes in den venösen Gefäßen am Bein, wodurch eine Gerinnselbildung begünstigt wird. Medizinische Eingriffe, die eine längere Ruhigstellung des Beines erfordern, wie z. B. ein Liegegips, stellen besondere Risikosituationen für eine Thromboseentstehung dar, der wirksam vorgebeugt werden muss. Da eine tiefe Beinvenenthrombose auch mit relativ uncharakteristischen Beschwerden einhergehen kann, ist sie nicht immer rechtzeitig zu erkennen. Alarmsignale sind ein zumeist ziehender Schmerz im Bein, eine zunehmende Rötung oder Verfärbung der Haut, eine Umfangszunahme des betroffenen Beins im Vergleich zum gesunden Gegenbein oder Schmerzen in der Wade oder am Fuß, die nicht durch Überanstrengung oder den bekannten „Muskelkater" hervorgerufen worden sind.

Vorbeugung einer Beinvenenthrombose

Zum Schutz vor einer tiefen Beinvenenthrombose werden heute eine Reihe von Vorbeugemaßnahmen ergriffen. Die Maßnahmen versuchen alle, die drei Risikofaktoren der Thromboseentstehung günstig zu beeinflussen: wichtig ist vor allem ein ausreichend rascher Blutfluss im venösen Gefäßsystem.

Durch eine frühzeitige **krankengymnastische Mobilisationstherapie** nach operativen Eingriffen kann der Thromboseenstehung wirksam entgegengewirkt werden. Deshalb wird heute zum frühestmöglichen Zeitpunkt nach einer Operation damit begonnen, durch ein krankengymnastisches Übungsprogramm die venösen Transportmechanismen an den Beinen zu aktivieren.

Begleitend zu der Bewegungstherapie werden bei gefährdeten Patienten **Antithrombosestrümpfe oder Kompressionsverbände** eingesetzt, um den Gefäßdurchmesser der Venen zu vermindern und damit den Blutdurchfluss zu beschleunigen. Den gefürchteten Blutstauungen und Gerinnselbildungen wird dadurch begegnet.

Durch die Gabe geeigneter **Medikamente** können auch die Gerinnungseigenschaften des Blutes so verändert werden, dass die Gefahr einer Thromboseentstehung gesenkt wird. Zu den bekanntesten Wirkstoffen in der Klinik zählen die Heparine, die gespritzt werden, sowie andere Wirkstoffgruppen, die die Blutgerinnungseigenschaften nachhaltig verändern können.

Weil die oben genannten Präparate eine Reihe von Nebenwirkungen in sich bergen und sich wechselseitig gefährlich in ihren Wirkungsweisen verändern und verstärken können, dürfen sie nur nach genauer ärztlicher Anweisung eingesetzt werden.

Patienten mit abgelaufenen Thrombosen oder bekannten Venenwandschäden sollten die Thrombosevorbeugung besonders gewissenhaft betreiben, weil die rauere Oberfläche einer vorgeschädigten Venenwand in weit höherem Maße zur Neubildung eines Gerinnsels neigt als eine gesunde Innenfläche.

Die Bewegungstherapie mit gezielten Venensportübungen kann in diesem Zusammenhang eine wichtige Rolle spielen. Alle sinnvollen Therapiemaßnahmen soll-

Erhöhte Thrombosegefahr

Vorsicht bei gleichzeitigem Auftreten von Krampfadern, Rauchen und Einnahme der Antibabypille: Die Thrombosegefahr steigt auch bei jungen Frauen dramatisch an! Den Frauenarzt bei Venenleiden auf dieses Problem aufmerksam machen!

ten mit den behandelnden Ärzten genau besprochen werden. Beim begründeten Verdacht auf eine akute Venenthrombose sollte sofort reagiert und ein Arzt hinzugezogen werden. Neuartige medizinische Behandlungsmethoden gestatten heute sogar ein Entfernen oder ein Auflösen der gefährlichen Blutgerinnsel unter medizinischer Überwachung. Der Erfolg dieser Maßnahmen ist aber nur dann gegeben, wenn sie bereits in den ersten Stunden nach Auftreten der Thrombose ergriffen werden. Deshalb ist rasches Handeln unbedingt erforderlich.

Alltagstipps für Patienten mit Venenleiden

● Beim Sitzen in Ruhe möglichst die Beine hochlagern.
● Längeres Stehen möglichst vermeiden. Ruhepausen mit Beinentlastung einlegen oder möglichst stündlich einige Minuten lang Venengymnastik durchführen.
● Bequeme Kleidung tragen, die nicht die freie Atmung beeinträchtigt.
● Schuhwerk ohne hohe Absätze benutzen sowie auf ein gutes Fußbett achten.
● Übermäßiges Gewicht abbauen, um die Gelenke und den Kreislauf zu entlasten.

Untersuchungsmethoden

Da das Venensystem aus einem oberflächlichen und einem tiefen System aufgebaut ist, können mit dem bloßen Auge bei einer Untersuchung nur die sichtbaren Veränderungen beurteilt werden, die sich direkt unter der Haut abspielen. Dazu zählen z. B. Besenreiservarizen, Krampfadern oder Stauungsekzeme.

Zur weiteren Abklärung kommen beim Facharzt spezielle Untersuchungsmethoden und Geräte zum Einsatz, von denen der größte Teil völlig ungefährlich und schmerzfrei ist. Neue technische Entwicklungen haben in den letzten Jahren zahlreiche Verbesserungen auf diesem Gebiet erbracht.

Zu den gängigen Funktionstests zählt z. B. der **Gehtest mit einer Staubinde am Bein,** bei dem bereits erste Aussagen über den Funktionszustand des Venensystems möglich sind. Wird der Abfluss des Blutes in den oberflächlichen Venen durch eine Staubinde unterhalb des Knies

verhindert, so nimmt die sichtbare Blutfülle bei intaktem tiefen Venensystem während des Gehens ab, weil dieses als Umgehungskreislauf funktioniert. Ist jedoch das tiefe Venensystem verschlossen, so kann die Muskulatur das Blut weder über das verschlossene tiefe Venensystem noch über das oberflächliche, künstlich aufgestaute System, abtransportieren. Der oberflächliche Blutstau wird sich noch weiter verstärken und ist sichtbarer Ausdruck eines gestörten venösen Abtransports.

Eine Reihe wichtiger technischer Verfahren hat in den letzten Jahren die Untersuchungsmöglichkeiten in entscheidendem Maße verbessert und verfeinert. Dazu gehören die ultraschall- und infrarotlichtunterstützten Systeme.

Ultraschall-Doppler-Verfahren

Das Ultraschall-Doppler-Verfahren benutzt Schallwellen, wie sie

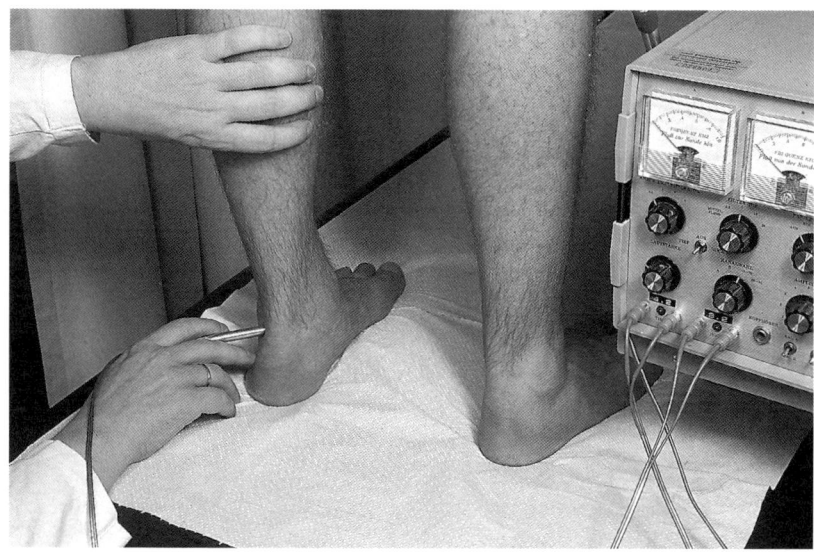

Ultraschall-Doppler-Sonographie am Bein

aus der Natur von den Navigationssystemen der Fledermäuse bekannt sind, zur Ortung des Blutflusses in den Venen. Dieses Verfahren hat den Vorteil, dass die ausgesandten und empfangenen Schallwellen vom menschlichen Ohr nicht als störend wahrgenommen werden, aber aus dem Empfangssignal wichtige Informationen abgeleitet und bedarfsgerecht aufbereitet werden können.

Die kleinen Ultraschall-Untersuchungssonden von der Größe eines normalen Kugelschreibers senden Schallwellen in das Gewebe, wo die vorbeifließenden Blutzellen die Wellen wie ein Echo reflektieren. Durch die zeitliche Verschiebung der Signalwellen zwischen Aussendung und Empfang durch die gleiche Sonde wird eine Aussage darüber ermöglicht, wie schnell sich die Blutzellen fortbewegen, auf die die Schallwellen auftreffen. Damit der Schall ungehindert in die Haut ein- und austreten kann, wird zur Untersuchung noch ein Kontaktgel zwischen Sonde und Haut gegeben. Durch spezielle Untersuchungstechniken kann beurteilt werden, in welcher Richtung das Blut in den Venen strömt und ob

z. B. aus tiefen Verbindungsvenen Blut entgegen der natürlichen Richtung in oberflächliche Venen austritt. Das Ultraschall-Doppler-Verfahren hat in der Venendiagnostik einen sehr großen Stellenwert erlangt und gehört zu den grundlegenden Funktionsuntersuchungen.

Photooptische Messverfahren

Hinter den kompliziert klingenden Namen **Lichtreflexionsrheographie** und **Digitale Photoplethysmographie** mit den Kurzbezeichnungen „LRR" und „DPPG" verbergen sich zwei sehr ähnliche Geräteentwicklungen, die wichtige unblutige Diagnoseverfahren darstellen. Sie beruhen auf einem indirekten Messverfahren mit Lichtwellen und gestatten eine Aussage darüber, wie gut das Venensystem das venöse Blut bei einer standardisierten Belastung abtransportieren kann. Dazu wird ein Messkopf, dessen Licht einer bestimmten Wellenlänge in die Haut eindringt und den Füllungsgrad des Gewebes mit venösem Blut misst, am Unterschenkel mit einem Klebering befestigt. Beim Auf- und Absenken des Fußes wird

das Venenblut durch die Wadenmuskelaktivität abgepumpt, und das Gerät registriert die abnehmende Blutmenge. Mit einem angeschlossenen Schreiber lässt sich dieser Vorgang aufzeichnen und später sehr gut nachvollziehen. Die Menge des abgepumpten Blutes sowie die Zeit, bis sich das Venensystem wieder auffüllt, geben eine gute Information darüber, ob Abfluss- bzw. Klappenfunktionsstörungen vorliegen. Innerhalb weniger Minuten kann so eine Aussage getroffen werden. Die Kombination dieses Verfahrens mit den eingangs erwähnten Staumanschetten kann dazu benutzt werden, auch die Funktionstüchtigkeit des tiefen Venensystems gezielt vor einer Operation oberflächlicher Krampfadern zu überprüfen. Wird der oberflächliche Abfluss durch eine eng angelegte Staumanschette unterbunden und kommt es darunter zu einem besseren Abtransport des venösen Blutes, so kann davon ausgegangen werden, dass der Patient von einer operativen Sanierung des oberflächlichen Venensystems profitieren wird. Verschlechtert sich während dieser Tests der Blutabstrom aus dem Bein, muss von einer Störung im tiefen Venen-

Sonde und Auswertungseinheit bei der DPPG

system ausgegangen werden, die im Regelfall dann eine Entfernung der oberflächlichen Venen verbieten würde. Weitere Untersuchungen wie die Phlebographie oder Duplexsonographie müssen sich dann anschließen.

Blutige Venendruckmessung

Die blutige Venendruckmessung, auch **Phlebodynamometrie** genannt, setzt einen ähnlichen Bewegungstest ein wie LRR und DPPG. Dabei wird allerdings eine kleine Vene am Vorfuß punktiert und die Veränderung des Blutdrucks gemessen – deshalb wird hierbei von einem „blutigen" Verfahren gesprochen. Die Untersuchung liefert ebenfalls wichtige Informationen über den Funktionszustand des Venensystems und wird vor Operationen ähnlich eingesetzt wie LRR und DPPG. Die Unannehmlichkeit der kleinen Punktion mit der Nadel wird im Regelfall durch eine gute Messgenauigkeit entschädigt, wie sie insbesondere vor und nach operativen Eingriffen erwünscht ist.

Venenverschluss-plethysmographie

Von besonderer klinischer Bedeutung in der Funktionsuntersuchung des Venensystems – besonders im Hinblick auf eine eingetretene oder vermutete Thrombose – ist die Verschlussplethysmographie.

Dieses Verfahren basiert auf der Dehnbarkeit des Venensystems durch einen vermehrten Blutanstrom bei zeitweilig unterbrochenem Blutabstrom. Dazu wird der Patient mit leicht erhöhten Beinen flach gelagert und erhält an den Waden beidseits Dehnungsmessstreifen, die die Umfangsveränderungen des Beines genau erfassen. An den Oberschenkeln werden Manschetten angebracht, die den üblichen Blutdruckmanschetten ähneln. Durch das Anlegen der Manschetten selbst entsteht noch keine Behinderung des arteriellen Bluteinstroms sowie des venösen Blutabstroms. Zur eigentlichen Untersuchung wird die Manschette (auf 80 mmHg Druck) aufgepumpt und so der venöse Blutabstrom aus dem Bein unterbrochen, während das unter hohem Druck stehende arterielle Blut weiter in das Bein einströmt, bis ein maximaler Füllungsgrad des gesamten blutführenden Gefäßsystems am Bein erreicht ist.

Im Falle einer Strombahnbehinderung im venösen System erfolgt der Bluteinstrom ins Bein langsamer und der Beinumfang am Unterschenkel nimmt deutlich langsamer zu als beim Gesunden. Beim schlagartigen Ablassen des Manschettendrucks nach einem definierten Zeitraum kommt es beim Gesunden zu einer ebenso schlagartigen Entleerung des Beinvenensystems und einer Querschnittsabnahme, die am Unterschenkel genau registriert werden kann. Bei einer Thrombose des tiefen Leitvenensystems im Oberschenkelbereich kommt es hingegen typischerweise zu einer Abflussbehinderung, die sich in einem stark verzögerten Volumenrückgang am Bein nachweisen lässt. Die Verschlussplethysmographie gehört wegen des geringen Zeitbedarfs (circa 15 Minuten) und der hohen Aussagekraft zu den wichtigsten Verfahren der nicht invasiven („unblutigen") Thrombosediagnostik.

Phlebographie

Die Phlebographie ist eine Durchleuchtung des Beins bei gleichzeitiger Gabe eines jodhaltigen Kontrastmittels. Dazu wird am Vorfuß eine kleine Nadel gelegt und das Kontrastmittel langsam in die Vene gespritzt. Das funktionstüchtige Venensystem nimmt das Kontrastmittel auf und lässt auf den Röntgenaufnahmen bindfadenähnliche Verläufe erkennen. Diese Untersuchung ist für die Diagnose einer tiefen Venenthrombose oder ihrer Folgezustände unerlässlich! Besteht der Verdacht auf eine frühere Thrombose, so sollten vor einer Krampfaderoperation die tiefen Leitvenen phlebographisch oder mittels Farb-Duplex-Sonographie untersucht werden. So lassen sich auch Aussagen über den Funktionszustand der Venenklappen und die Einmündungsverhältnisse der Venen untereinander treffen, die für den Operateur wichtige Informationen liefern.

Die Phlebographie wird zunehmend durch die neuartige **Farb-Duplex-Sonographie** abgelöst. Bei dieser Methode kommen ähnlich wie bei den Dopplersonden Schallwellen zum Einsatz. Die untersuchten Blutgefäße werden auf einem Bildschirm dargestellt, die Informationen über den Blutstrom im Gefäß mit Hilfe eines Rechners farbig kodiert. Durch Strömungsimpulse kann sogar die Richtung des Blutflusses vom geübten Untersucher genau erkannt werden. Der Vorteil des Verfahrens liegt darin, dass es ohne die Kontrastmittelgabe und die Strahlenbelastung der Phlebographie auskommt. Jedoch ist die notwendige Untersuchungszeit unverhältnismäßig lang, und das Verfahren benötigt einen sehr gut geschulten Untersucher. Beide Verfahren haben somit ihren eigenen Stellenwert und können einander sinnvoll in der Diagnostik ergänzen.

Behandlungsmethoden

Die Behandlung von Venenerkrankungen fordert eine intensive
Zusammenarbeit zwischen Patient,
Arzt und Pflegepersonal.
Venenerkrankungen müssen konsequent behandelt werden, um
chronische Krankheitszustände
und kritische Verschlechterungen
zu verhindern. Wichtig sind eine
vertrauensvolle Zusammenarbeit
mit dem behandelnden Venenspe-
zialisten und die konsequente Be-
folgung der gegebenen Empfehlungen und Anordnungen.
Die Behandlung richtet sich nach
dem Schweregrad der Erkrankung, den krankheitsbedingten
Veränderungen und dem Leidens-
druck der betroffenen Patienten.
Auch das Alter und die Begleiterkrankungen spielen eine entscheidende Rolle, ob z. B. eine Operation angeraten wird oder andere
Verfahren eingesetzt werden sollen.

Kompressions-
therapie

Aus antiken Funden geht hervor,
dass bereits seit vielen Jahrtausenden das Wickeln der Beine bei
venösen Erkrankungen mit
Schwellungen und Hautveränderungen der Beine angewendet
wurde. Auf Felszeichnungen in
der Sahara mit einem geschätzten
Alter von über 4 000 Jahren fan-
den sich Darstellungen von Tän-
zern mit ödematös geschwollenen
Beinen und angelegten Bandagen
als erste Überlieferungen einer
Kompressionstherapie auf ein-
fachstem Niveau.
Aus dem Mittelalter wird von
Kompressionsverbänden aus Lei-
nentüchern bzw. Schnürstrümp-
fen berichtet. Von den deutschen
Ärzten Paul Unna (Unnascher
Zinkleimverband aus dem Jahre
1885) und Heinrich Fischer
(„Fischerverband" um 1910) wurden um die Jahrhundertwende

erstmals wirksame Kompressionstechniken entwickelt. Unter Kompressionstherapie ist dabei eine Behandlungsform zu verstehen, anstelle des bis dahin verbreiteten Wickelverbandes einen Druckverband zur Entstauung der Beine einzusetzen.
Bis heute gehört die Kompressionstherapie zu den wirksamsten Methoden in der Behandlung von Venenerkrankungen, weil sie dem venösen Blutstau entgegenwirkt und die Transportmechanismen am Bein verbessert. Das verwendete Material und die Anlegetechnik sorgen für den therapeutisch erwünschten Druck.
Zum Verständnis der Kompressionstherapie ist es wichtig, sich nochmals die Transportmechanismen des venösen Blutes im Bein in Erinnerung zu rufen:
Die Venenklappen unterstützen am gesunden Bein den Rücktransport des venösen Blutes durch ihre Klappenfunktion, indem sie die Fließrichtung des Blutes zum Herzen hin mitbestimmen und ein unerwünschtes Zurückfließen des venösen Blutes verhindern.
Bei krankheitsbedingten Venenwandveränderungen oder Klappenfunktionsstörungen schließen sich die Venenklappen zum In-

Verkleinerung des Venendurchmessers und Annäherung der Venenklappen durch Anlegen eines Kompressionsverbandes

nern der Vene nur noch mangelhaft oder sind so weit zerstört, dass sie ihre Klappenfunktion eingebüßt haben. Mit jeder Venenentzündung und jeder Thrombose nehmen auch die möglichen Schweregrade einer Klappenschädigung zu.
Als Folge des verschlechterten Blutflusses in den venösen Gefäßen kommt es durch den venösen Blutstau zu einer krankhaften Dehnung der Venenabschnitte, die weiter an Funktionstüchtigkeit verlieren.

Schließlich kommt es zu einem Teufelskreis: Durch den Blutstau in den Venen und die Dehnung der Gefäße tritt vermehrt Flüssigkeit durch die Venenwände aus, was zur Schwellung des umliegenden Gewebes führt. Je stärker die Wasseransammlung im Gewebe ist, umso schlechter kann der Sauerstoffaustausch zwischen den roten Blutkörperchen und den zu versorgenden Zellen ablaufen. Es kommt zu stauungsbedingten Gewebeschäden sowie zum Zelluntergang. Sichtbares Zeichen der gestörten Zellversorgung ist die Geschwürbildung am Unterschenkel („offene Beine").

Wirkungsweise der Kompressionstherapie

Die Kompressionstherapie mit Verbänden oder Strümpfen übt von außen einen Druck auf das Gewebe aus, so dass dem inneren Druck von Venen und Gewebe ein äußeres Widerlager geboten wird. Bei Bewegung wird durch den Druck der Muskulatur gegen den Widerstand des Kompressionsverbandes mehr Blut aus den Venen Richtung Herz gepumpt. Der Querschnitt der Venen nimmt unter dem äußeren Druck ab, es kann somit weniger Blut in den Beinen „versacken", und das verbleibende Blut fließt schneller ab. Außerdem verbessert sich die Funktion der Venenklappen durch die Abnahme des vergrößerten Venendurchmessers und eine bessere Schließfunktion der Klappen. Das Bein wird entstaut und schlanker, der Neubildung von Gewebswasseransammlungen wird wirksam entgegengewirkt. **Zwei klassische Formen** der Kompressionstherapie stehen heute zur Verfügung: der Verband und der Strumpf. Der Kompressionsverband sollte möglichst zu Beginn der Entstauungstherapie, zur Thromboseprophylaxe nach Operationen sowie bei Patienten mit einem schlecht heilenden Beingeschwür eingesetzt werden. Außerdem existiert noch als **Sonderform** die so genannte „intermittierende Kompression". Darunter versteht man eine Manschette, die um das Bein gelegt wird. Die integrierten Druckkammern werden abwechselnd aufgepumpt und abgelassen, sodass eine wellenförmige Druckzunahme und -abnahme auftritt. Damit werden die Transportmechanismen beim aktiven Gehen nachgeahmt. Eingesetzt wird diese

Methode z. B. bei bettlägerigen oder schwer pflegebedürftigen Patienten sowie zur Unterstützung anderer Therapiemaßnahmen.

Verbandtechnik

Beim Anlegen eines Kompressionsverbandes sind einige wichtige Grundprinzipien zu beachten:

- Der Kompressionsdruck muss vom Fuß aus herzwärts abnehmen, damit das Blut nicht gestaut wird, sondern unbehindert abfließen kann. Der maximale Kompressionsdruck am Bein liegt dabei in der Regel in der Fesselregion und nimmt zum Herzen hin ab. Um ein möglichst gleichmäßiges Druckprofil zu erzeugen, werden bevorzugt in der Knöchelregion passgerechte Schaumstoffstücke in den Vertiefungen (Kulissen) plaziert.
- Der Verband wird immer am Fuß begonnen und dann herzwärts gewickelt. Bei Patienten mit einem offenen Bein bedarf es zusätzlich einer stadiengerechten Wundversorgung, z. B. mit speziellen Wundauflagen. Die neue Generation dieser hydroaktiven Wundauflagen reinigt die Wunde und fördert die Wundheilung. Über die Wundauflage wird dann der Kompressionsverband geführt.
- Beim Wickeln ist darauf zu achten, dass nach Anlegen des Verbandes alle Hautstellen vom Beginn bis zum Ende des Verbandes gleichmäßig gewickelt sind und keine Hautstellen freiliegen, weil es dort zu einer Gewebswasseransammlung kommen könnte.
- Für einen solchen Wechselverband empfehlen sich die so genannten **Kurzzugbinden.** Sie haben einen niedrigen Ruhedruck und einen hohen Arbeitsdruck. Dies bedeutet, dass sie ihre volle Wirkung erst dann entfalten, wenn man sich aktiv bewegt. In der Entspannungs- oder Ruhephase wird so das Gewebe nicht zu sehr eingeschnürt und die Blutversorgung der Haut nicht gestört.

Kompressionsbinden

Kompressionsbinden (Kurzzugbinden) sollten nach jeder Benutzung gewaschen werden (60 Grad Celsius). Binden rollen, aber niemals bügeln, damit sie ihre Materialeigenschaften nicht verlieren!

Kompressionsstrümpfe

Kompressionsstrümpfe werden als medizinisches Hilfsmittel verordnet. Dabei darf der verschreibende Arzt dem Patienten ein Paar Kompressionsstrümpfe pro Halbjahr verordnen, aus hygienischen Gründen bei Erstverschreibung zwei Paar für ein ganzes Jahr im Voraus. Die Höhe der vom Patienten zu leistenden Zuzahlung für Kompressionsstrümpfe hängt unter anderem von der Krankenversicherung und dem Einkommen der Patienten ab und sollte stets aktuell erfragt werden.

Von den medizinisch verschreibbaren Kompressionsstrümpfen müssen die „Stützstrümpfe" unterschieden werden. Sie werden vornehmlich über Apotheken vertrieben und müssen vom Patienten selbst bezahlt werden.

Da Kompressionsstrümpfe für den Patienten zuzahlungsfrei sind und auch modischen Ansprüchen gerecht werden, sollten Patienten mit Venenleiden das vertrauensvolle Gespräch mit ihrem Hausarzt oder Phlebologen über die Verordnung von medizinischen Kompressionsstrümpfen suchen. Je nach Art und Schwere des Krankheitsbildes können Unterschenkel- oder Oberschenkelkompressionsstrümpfe, Strumpfhosen oder speziell für die Schwangerschaft entwickelte Kompressionsstrumpfhosen eingesetzt werden.

Die Anpassung eines Kompressionsstrumpfes sollte erst dann erfolgen, wenn das Bein ausreichend entstaut ist. Außerdem den Strumpf möglichst morgens anmessen, da das Bein im Tagesverlauf an Umfang zunimmt und sich dadurch Messfehler einschleichen können.

Der Anpressdruck der Strümpfe soll vom Knöchel in Richtung Herz kuntinuierlich abnehmen, um den Abstrom des venösen Blutes aus den Venen zum Herzen zu ermöglichen.

Medikamente gegen Venenerkrankungen

Zur Behandlung von chronischen Venenerkrankungen werden in Apotheken und Drogerien zahlreiche Präparate angeboten, deren Wirkstoffzusammensetzung und Wirksamkeit so stark schwanken und von so unterschiedlicher Natur sein können, dass eine pauschale Empfehlung oder Ablehnung nicht zulässig ist. Die Anwendungsformen reichen von der örtlich anzuwendenden Salbe bis zur Einnahme spezieller Wirkstoffkombinationen.

Je nach Zusammensetzung und Anwendung der Präparate sind folgende Wirkungsweisen erzielbar:

● Verringerung der Durchlässigkeit der Venenwand, um der Bildung von Wasseransammlungen im Gewebe entgegenzuwirken
● Entwässerung des Gewebes durch eine Förderung des Rücktransportes von Ödemflüssigkeit aus dem Gewebe in das Blut
● Erhöhung der Spannkraft der Venenwand, um durch eine verbesserte Tonisierung der Venen einen rascheren Blutfluss zu erzielen

Alle oben genannten Medikamentengruppen werden in der Regel als Tabletten verschrieben, um einen ausreichenden therapeutischen Erfolg am Venensystem zu erzielen. Als Ziel der Behandlung soll die vermehrte Flüssigkeitsansammlung im Bein vermindert werden, die für das Spannungs- und Schweregefühl im Bein verantwortlich ist und die Ernährung der Hautzellen stört. Zugleich sollen die überdehnten Venen, die

Lange Flüge oder Busreisen

Vor längeren Reisen rechtzeitig mit einem Arzt sprechen. Eventuell einige Tage vor der Abreise mit der Einnahme eines Spezialpräparates – z. B. auf Rosskastanienbasis – zur Vorbeugung von Ödemen beginnen.

Ratschläge des Arztes zur Kompressionstherapie genau beachten!

Suchen Sie einen möglichst bequemen Sitzplatz oder Platz am Gang aus, damit Sie etwa alle 30 Minuten aufstehen und 5 Minuten Bewegungsübungen durchführen können.

Medikamente zur Vorbeugung und Verringerung von Ödemen

Wirksubstanzen:
- Rosskastanienextrakte (Aescin)
- Glykoside des Mäusedorns (Ruscus aculeatus)
- Flavonoide (Rutoside, Hesperidinderivate, Diosmin)
- Bioflavonoide (hydroxyliertes Rutosid)
- Synthetische Substanzen
- Diuretika (Entwässerungsmittel)

Wirkungsweisen:
Die venösen Gefäße werden undurchlässiger für den Austritt von Flüssigkeit in das Gewebe. Die Ausschwemmung von Ödemflüssigkeit aus dem Gewebe wird gefördert.

Medikamente zur Tonisierung der Venenmuskulatur

Wirksubstanzen:
- Mutterkornalkaloide (Dihydroergotamin)

Wirkungsweisen:
Die Spannung der Muskulatur wird erhöht und damit der Gefäßdurchmesser der Venen verringert (venentonisierender Effekt)

Krampfadern, durch die medikamentöse Verengung der Venendurchmesser wieder eine erhöhte Spannkraft erhalten, was zu einem rascheren Abtransport des Blutes führt und zugleich einen ödemvorbeugenden Effekt mit sich bringt.

Ein Großteil der Venenpharmaka setzt sich aus bekannten Naturstoffen zusammen. Zu den wichtigsten Vertretern zählt das **Aescin**, ein Wirkstoff aus den Samen der **Rosskastanie**. Aescin entfaltet durch eine Festigung der Gefäßinnenschicht einen starken Schutz vor Gewebswasserbildung. Die volle Wirkung einer Behandlungsdosis wird erst nach 16–20 Stunden erreicht. Zur Vorbeugung von Ödemen bei geplanten Flug- oder Busreisen sollten Sie deshalb mindestens 4 Tage vor Reiseantritt mit der Einnahme beginnen.

Ein weiteres Präparat dieser Kategorie enthält Auszüge aus dem **Mäusedorn (Ruscus aculeatus)**, die ebenfalls einen Schutz vor Gewebswasseransammlungen erzielen können und auch eine entzündungshemmende Komponente besitzen.

Als weitere Wirkstoffgruppe sind noch die **Flavonoide** und insbesondere die **hydroxylierten Rutoside** zu nennen.

Die **venentonisierenden Pharmaka** enthalten überwiegend das aus dem „Mutterkornpilz" des Getreides isolierte **Dihydroergotamin**. Es erhöht die Muskelspannung der Venenwand.

Aus den oben genannten Wirksubstanzen wurden vielfältige Kombinationspräparate entwickelt, wobei zum Teil der Wirkstoff **Cumarin** (z. B. in Waldmeister enthalten) beigemischt wird, um den Abbau von Ödemeiweißen im Gewebe zu beschleunigen.

Die Zahl der derzeit erhältlichen Medikamente und deren Zusammensetzung ist inzwischen so groß und kompliziert geworden, dass eine Selbstbehandlung mit frei im Handel erhältlichen Präparaten fragwürdig und sogar gefährlich erscheint. Der Rat des Hausarztes oder Phlebologen sollte auch deshalb gesucht werden, weil die angegebenen Medikamentengruppen nicht frei von Nebenwirkungen sind.

Sklerosierungsbehandlung

Bei zahlreichen Patienten zeigen sich nur geringe Veränderungen am oberflächlichen Venensystem, sichtbar als kleine rotblaue Äderchen, die Besenreiservarizen. Besenreiservarizen signalisieren nach dem heutigen Stand des Wissens eine Veranlagung des Venensystems im Sinne einer „Venenschwäche" und sollten deshalb nicht einfach ignoriert werden. Sie stellen aber keinen Befund dar, der eine Behandlung zwingend erforderlich macht. Da Besenreiservarizen gelegentliche Einblutungen und unschöne Hautveränderungen zeigen können, wird als Behandlungsmöglichkeit häufig die Verödungsbehandlung angeboten. Das kosmetische Resultat einer Sklerosierungsbehandlung entspricht jedoch oft nicht den hohen Erwartungen der Betroffenen, sodass die Entscheidung zur Sklerosierungstherapie bei Besenreiservarizen sorgfältig überdacht werden sollte.

Bei kleineren Krampfadern, die noch keine Operation notwendig machen, kann die Verödungsbehandlung eine wichtige und wirksame Therapiemethode sein. Das Ziel der Behandlung besteht darin, nicht mehr intakte Venen auszuschalten, sie gleichsam stillzulegen, um den venösen Blutfluss insgesamt zu verbessern. Dazu wird ein Verödungsmittel in die oberflächliche Vene eingespritzt. Es erzeugt dort eine entzündliche Reaktion, vergleichbar einer oberflächlichen Venenentzündung. Durch Wickeln der Beine wird von außen ein Kompressionsdruck erzeugt, der die Venenwände im gewünschten Bereich miteinander verkleben lässt. Der Kompressionsverband soll dazu beitragen, die ausgelöste Entzündungsreaktion auf den gewünschten Bereich zu begrenzen. Die nicht mehr intakten Venenabschnitte werden so bewusst ausgeschaltet. Allerdings kann es später zu einer Wiedereröffnung der sklerosierten Venen kommen, sodass der Eingriff unter Umständen wiederholt durchgeführt werden muss. Dies ist eine Laune der Natur und sagt nichts über die Qualität der durchgeführten Behandlung aus. Leider eignen sich nur bestimmte Venen bis zu einer gewissen Größe für diesen Eingriff, weil sonst unerwünschte Nebenwirkungen auftreten könnten. In der Hand des geübten Arztes ist die Sklerosierung ein risikoarmes Verfahren, das sich im klinischen Alltag für eine Reihe von Anwendungsbereichen sehr gut bewährt hat.

Operative Eingriffe

Bei ausgedehnter Krampfaderbildung oberflächlicher Stammvenen stellt die Venenoperation eine sinnvolle Möglichkeit dar, die nicht mehr funktionstüchtigen Venen auszuschalten. Betroffen sind typischerweise bei fast allen Patienten die große oder die kleine Rosenvene oder beide gleichzeitig. Sie ziehen jeweils vom Fuß zum inneren Leistenbereich bzw. in die hintere Kniekehlenregion und münden dort jeweils in tiefe Venenabschnitte. Sind die betroffenen Venenklappen defekt, kann Blut aus der Tiefe in umgekehrter Richtung in die Hautvenen fließen und neben einer zunehmenden Verschlechterung ihres Zustandbildes auch zu ernsten Komplikationen führen. Deshalb ist das Entfernen dieser oberflächlichen Venen, die ihre Funktion eingebüßt haben, eine sinnvolle therapeutische Maßnahme. Viele Patienten stellen sich vor einem operativen Eingriff die berechtigte Frage, ob ihnen diese entfernten Venen später nicht fehlen werden. Da diese Venen wegen der Venenklappenschäden das Blut nicht mehr zum Herzen leiten, sondern wieder nach unten zum Fuß hin „zurückfallen" lassen, tragen sie nichts zum Bluttransport bei, sind eher schädlich und sollten entfernt werden. Voraussetzung ist allerdings, dass die tiefen Venen in einem einwandfreien Zustand sind. Um das zweifelsfrei zu klären, muss vor einer Operation mit den notwendigen Untersuchungstechniken sichergestellt werden, dass das tiefe Venensystem durchgängig ist. Hierzu kommen die bereits geschilderten diagnostischen Verfahren zur Darstellung der Venen in Betracht, insbesondere die Farb-Duplex-Sonographie sowie die Phlebographie.

Zur eigentlichen Operation wird ein so genannter **Stripper,** ein Spezialkatheter, an einem Ende in die Vene eingelegt und bis zum anderen Ende durchgeschoben. Dort wird ein widerhakenähnlicher Sondenkopf aufgeschraubt und die gesamte Vene mit dem Stripper herausgezogen. Die Anschlussstellen werden sorgfältig vernäht und das Bein über mehrere Tage kräftig gewickelt gehalten, um die Bildung von Blutergüssen im Gewebe zu verhindern.

Als Abwandlung des Katheterstrippings gibt es noch das Verfahren der Venenverödung durch einen Katheter („**Kathetersklerosierung**") sowie seit neustem auch ein Verfahren zur Verengung der erweiterten Venen durch einen eingeführten Spezialkatheter, um die Venenklappen wieder schließfähig zu machen („**Restore**"-Verfahren). Die operativen Möglichkeiten sollten nach Meinung phlebologischer Experten zum Einsatz kommen, wenn das Krankheitsbild es erfordert und zulässt. Durch die rechtzeitige Operation können schwerwiegende Funktionsstörungen und Komplikationen am gesamten Venensystem vermieden werden. Der Blutfluss wird beschleunigt, die Zähigkeit (Viskosität) des Blutes nimmt ab, und die Beschwerden können zumeist deutlich reduziert werden. Damit sinkt zugleich das Risiko für

Thrombosen und Embolien, die in diesem Bereich ihren Ausgang nehmen, deutlich ab. Da das menschliche Venensystem zahlreiche oberflächliche und tiefe Anteile aufweist und bei jedem Menschen individuelle Besonderheiten vorliegen, kann es nach einer Operation auch zum erneuten Auftreten von Krampfadern an anderen Stellen des Venensystems am Bein kommen. Dies ist dann keineswegs Ausdruck, dass „nicht richtig operiert wurde", wie viele Patienten immer wieder vorwurfsvoll vermuten, sondern ein Hinweis darauf, dass die Krankheit an anderer Stelle weiter fortschreitet und möglicherweise ein erneuter Eingriff erforderlich wird.

Therapieformen

Neben den modernen operativen Therapieformen spielen in allen Stadien der Venenerkrankung die Kompressionstherapie und die aktive Bewegungstherapie eine entscheidende Rolle. Sie unterstützen die Funktionen des Venensystems nachhaltig.

Sporttherapie bei Venenerkrankungen

Die Wahl der „richtigen" Sportart ist für den Venenpatienten von größter Bedeutung, da es in Abhängigkeit von der sportlichen Disziplin zu einer Besserung als auch im ungünstigsten Falle zu einer Verschlechterung der Venenerkrankung kommen kann. Das Wissen um die „venengerechten Sportarten" ist deshalb sehr wichtig. Einige Sportarten sind grundsätzlich zu empfehlen, wie Schwimmen, Wandern und Radfahren.

Beim alpinen Skilaufen sieht es dagegen schon wieder ganz anders aus, was nicht nur an der sportlichen Disziplin selbst, sondern auch an geografischen Unterschieden und der Nähe zu den Wintersportgebieten liegt. So kommt es bisweilen vor, dass Patienten berichten, das Skilaufen sei ihnen von dem Münchner Mediziner empfohlen worden, während der norddeutsche Kollege in Anbetracht der möglichen Verletzungsgefahren eher einem Urlaub auf einer ostfriesischen Insel mit Strandwandern den Vorzug gibt. Abgesehen von diesen regionalen

Sportliche Aktivitäten

Bei allen sportlichen Aktivitäten sollte der Venenpatient von Anfang an die Kompressionstherapie durchführen, damit die Wadenmuskelpumpe ein äußeres Widerlager angeboten bekommt und sich eine eventuell vorhandene Schwellung im Bein durch die vermehrte Durchblutung nicht noch mehr vergrößert.

Unterschieden stehen bei den sportlichen Aktivitäten stets folgende **Ziele** im Vordergrund:
● Eine rhythmische Gelenkbewegung, vor allem im oberen Sprunggelenksbereich, zur Verbesserung der Gelenk- und Knorpeldurchblutung mit verbesserter Nährstoffversorgung
● Eine Kräftigung der gelenknahen Muskulatur vor allem am Unterschenkel, was positive Rückwirkungen auf die Gelenkfunktion selbst sowie auf die Abpumpleistung des Venensystems ausübt
● Eine Erhöhung der allgemeinen Leistungsfähigkeit, der Lebensfreude sowie der sozialen Kontakte und der geistigen Beweglichkeit durch die sportlichen Aktivitäten

Aus diesen Vorüberlegungen ergibt sich, dass die gewählten Sportarten möglichst ausgeglichene, rhythmische Bewegungsabläufe ermöglichen sollten, ohne große Sprungbelastungen sowie mit möglichst wenig abrupten Bewegungen.
Große Gewichtsbelastungen wie beim Hantelstemmen, die mit einer venösen Druckübertragung aus dem Bauchraum bis in die Beinvenen einhergehen, sowie verletzungsgefährdete Sportarten sollten Menschen mit schwachen Venen vermeiden.

Auswahl der Sportart

Empfehlenswerte Sportarten:
Schwimmen, Gefäßsport, Gehen, Wandern, Venenwalking (unter optimierter Kompressionstherapie), Skilanglauf, Radfahren, Golfspielen, Tanzen
Bedingt empfehlenswerte Sportarten: Fußball, Rudern, Kanusport, Sprung- und Wurfdisziplinen, Tennis (Einzel), alpines Skifahren
Nicht empfehlenswerte Sportarten: Gewichtheben, Boxen, Radfahren als Wettkampfsport, alpines Skifahren, Squash, Surfen

Laufen und Walking

Zu den empfehlenswerten Sportarten gehören die **Laufdisziplinen,**
wenn man auf gutes Schuhwerk
und geeigneten Boden achtet.
Waldböden ohne große Uneben-
heiten mit ihrer dämpfenden
Funktion sowie flacher Boden auf
übersichtlichem Gelände sind besonders gut geeignet. Bei Arthro-
sepatienten mit Gelenkfehlstellun-
gen kann es zu einer Verschlechterung der Gelenkerkrankung kommen; in diesen Fällen sollte im
Gespräch mit dem Hausarzt oder
Sportmediziner die optimale Trai-
ningsform besprochen werden.
Das sportliche Wandern, auch
Walking genannt, kann ebenfalls empfohlen werden. Für die
Bodenbeschaffenheit gelten die
gleichen Empfehlungen wie für
die Laufdisziplinen, wobei auch
leicht hügeliges Gelände gewählt
werden kann.
In den Wintermonaten kann das
sportliche Training z. B. mit **Skilanglauf** fortgesetzt werden, weil
hierbei rhythmische Bewegungen
an den Gelenken auftreten und
keine hohen Belastungsdrucke
entstehen. Voraussetzung ist allerdings eine ausreichende allge-
meine Beweglichkeit in den Ge-

lenken, die für die notwendige
Sicherheit der Bewegungsabläufe
erforderlich ist.

Schwimmen

Ganzjährig ideal als Sportart für
Venenpatienten ist das Schwimmen. Das Wasser übt beim Ein-
tauchen einen Druck auf das
Venensystem aus, der der ent-
stauenden Wirkung eines Kompressionsverbandes gleicht. Ferner wird die Atmung durch den
Wasserdruck auf den Brustkorb
intensiviert und damit auch die
Atmungspumpe mit ihrer Sogwirkung auf das venöse Gefäßsystem.
Patienten mit einer Herzschwäche
oder der Neigung zu Herzrhyth-
musstörungen sollten zuvor unbedingt mit ihrem Arzt sprechen, da
die vermehrte Blutfülle im rechten
Herzen in Verbindung mit dem
Kältereiz des Wassers zu akuten
Herzproblemen führen kann. Um
eine Auskühlung des Körpers zu
verhindern, sollte das Wasser beim
Schwimmen eine Mindesttempe-
ratur von 30 °C, bei bewegungs-
armer Wassergymnastik von 32 °C
haben.

Wassergymnastik und Aquajogging

Sonderformen der Bewegungstherapie im Wasser sind die Wassergymnastik sowie das immer beliebter werdende „Aquajogging", was übersetzt soviel wie „Wasserlaufen" bedeutet.

Bei der **Wassergymnastik** kann auch der ältere Venenpatient ohne Leistungsdruck problemlos zu spürbaren Beschwerdebesserungen gelangen. Bei der Wassergymnastik sowie beim **Aquajogging** profitiert der Patient davon, dass mit zunehmender Wassertiefe der Wasserdruck auf das Bein zunimmt. Damit erfüllt das umgebende Wasser die Funktion eines individuell angepassten Kompressionsstrumpfes, der nahtlos bis zur Wasseroberfläche angepasst wird. Die Wassertemperatur sollte circa 32 °C, die Wassertiefe nicht mehr als 1,40 Meter (Brusthöhe) betragen, und die Übungen sollten dem natürlichen Bewegungsmuster beim Gehen bzw. Joggen auf festem Untergrund folgen. Es ist streng darauf zu achten, dass nach der Benutzung eines warmen Thermalbades eine Abkühlung über mindestens eine Minute und eine Ruhephase mit Hochlagerung der Beine angeschlossen werden. Aus aktuellem Anlass soll an dieser Stelle noch darauf hingewiesen werden, dass die Sprudeldüsen in den modernen Freizeitbädern ungeahnte Risiken für den venenkranken Menschen bergen: Das unter hohem Druck austretende Wasser der **Druck- oder Massagedüsen** kann – wenn es aus geringer Distanz auf die Beine gelenkt wird – schon nach sehr kurzer Zeit zu Venenreizungen, Entzündungen und schweren Komplikationen führen.

Radfahren

Zu den empfehlenswerten Sportarten gehört auch das Radfahren, weil es die Beine einschließlich der beteiligten Gelenke vom Körpergewicht weitgehend entlastet, dabei die Muskulatur kräftigt und die Wadenmuskelpumpe bei jeder Tretbewegung neu aktiviert. Bei der Wahl des Rades sollte man Tourenrädern mit relativ hohem Lenker den Vorzug vor Rennrädern geben, weil durch deren niedrige Lenkerhöhe eine ungünstige Körperhaltung mit sehr starker Abknickung im Beckenbereich entsteht, wodurch der venöse Abstrom ungünstig beeinflusst wird.

Venenpatienten sollten daher auf eine möglichst aufrechte Körperhaltung beim Radfahren achten und dies schon bei der Anschaffung eines Fahrrades berücksichtigen. Die Fahrten mit dem Rad sollten möglichst nicht in bergigem Gelände durchgeführt werden, weil starke Steigungen die Kniegelenke stark beanspruchen.

Ballsport

Bei den Mannschaftssportarten sind Ballsportarten mit niedrigem Verletzungsrisiko sowie geringen Beschleunigungs- und Bremskräften den so genannten „schnellen Ballsportarten" vorzuziehen. Beim **Tennis** kann bereits der Wechsel vom Einzel zum Doppel zu einer sinnvollen, venengerechten Umstellung führen, weil die schnelle Laufbelastung beim Doppel auf ein vertretbares Maß reduziert wird. Die deutlich längeren Zeitintervalle zwischen den einzelnen Ballwechseln ermöglichen langsamere, koordiniertere Bewegungsabläufe des Körpers. Für **Badminton** gilt Ähnliches wie beim Tennis: Statt der Wettkampfvariante sollte die gemächlichere Version, das Federballspiel, bevorzugt werden.

Tischtennis kann ebenfalls auf Freizeitsportbasis vom Venenpatienten sinnvoll betrieben werden. Sehr beliebt als Gruppensport ist auch **Indiaka,** ein indianisches Federballspiel, bei dem der federbesetzte Schaumstoffball mit der Handfläche über das Netz geschlagen wird.

Zu den weniger verbreiteten Venensportarten zählt aus Kostengründen noch das **Golfspielen.** Vom **Fußball** sollten Venenerkrankte hingegen wegen einer ungünstigen Häufung von Risiken bewusst Abstand nehmen: durch Umknicken oder Fremdeinwirkungen kommt es sehr häufig zu folgenschweren Verletzungen des Bewegungsapparates, der Sehnen- und Gelenkstrukturen mit längeren Ausfallzeiten, während der gar keine sportliche Betätigung möglich ist. Bettlägerigkeit sowie Verletzungen des Venensystems am Bein können die Entstehung von Thrombosen und Embolien begünstigen.

Kraftsport

Ebenfalls ungünstig sind Kraftsportarten, bei denen ein hoher Pressdruck aufgebracht werden muss, wie beim Bankdrücken mit hohen Gewichtsbelastungen. Das venöse Blut wird dabei regelrecht in das Bein zurückgepresst und dem Venensystem dadurch unnötig Schaden zugefügt.

Das Tübinger Pedalergometer

Die Arbeitsgruppe von M. Jünger hat für Patienten mit chronischen Venenerkrankungen ein für deren spezielle Bedürfnisse optimales Trainingsgerät entwickelt (das „Tübinger Pedalergometer"). Grundlage der Konstruktion ist ein Leichtmetallrahmen mit zwei um eine Drehachse beweglichen Pedalflächen, die der sitzende oder liegende Patient mit den Füßen gegen einen einstellbaren Widerstand nach vorne unten treten muss. Ideal ist, dass sich die Lage der Bewegungsachse, die Ausgangsneigung und der Bewegungsradius der Pedalflächen sowie die Widerstandskraft für jeden Trainierenden individuell einstellen

Das Tübinger Pedalergometer

lassen. Bei Patienten mit venösen Erkrankungen wird die liegende Trainingsposition zur Unterstützung des venösen Rückflusses bevorzugt.

Die Kraftübertragung von den Pedalen erfolgt seitlich über Seile auf bewegliche Gewichte, die unter der Tretbelastung auf und nieder gleiten. Beim Anheben der Gewichte muss der Patient aktive Muskelarbeit aufbringen, während beim Absenken eine Haltearbeit erforderlich ist, die zur erwünschten Dehnung des Sprunggelenks in der Ruheposition beiträgt.

Je nach Höhe der Gewichtsbelastung und der Zahl der Übungen pro Zeiteinheit kann man eine auf Ausdauer- oder Kraftzuwachs angelegte Therapieform einsetzen.

In einer einjährigen Studie an über 30 Patienten mit einer fortgeschrittenen Venenerkrankung konnte die Wirksamkeit des Pedalergometriegerätes klar erbracht werden: Die subjektiven Beschwerden (Spannungsgefühl, dicke Beine) nahmen ab, die venöse Durchblutung und die Sauerstoffversorgung der Haut wurden gesteigert. Die venöse Abpumpleistung und die Beweglichkeit der Sprunggelenke nahmen deutlich zu. Durch diese Verbesse-

rungen von Wadenmuskelaktivität und Sprunggelenksbeweglichkeit begannen sogar langjährig bestehende offene Beine sehr gut abzuheilen.

Das Gerät ist so stabil gebaut, dass es jahrelang wartungs- und störungsfrei funktioniert, und so einfach einzustellen, dass auch ältere Patienten nach einer kurzen Einweisung selbstständig mit dem Gerät trainieren können. Bislang stand das Gerät nur Patienten an der Tübinger Klinik zur Verfügung. Ein direkter Bezug des Pedalergometriegerätes ist bei HWK Medizintechnik in Pfinztal bei Karlsruhe (siehe Seite 96) möglich. Weitere Informationen zum Gerät können Sie unter der angegebenen Adresse erfahren.

Venengymnastik

In klinischen Untersuchungen konnte nachgewiesen werden, dass gezielte gymnastische Übungen für Venenpatienten von sehr großer Bedeutung für den Krankheitsverlauf sind. Die im Buch vorgestellten Übungen können bei regelmäßiger Durchführung dazu beitragen,

- geschwollene Beine zu entstauen
- den Blutfluss im Venensystem zu beschleunigen
- den überschüssigen Blutanteil im Venensystem zu verringern und die Tonisierung der Venenwände zu unterstützen
- die Sprunggelenksbeweglichkeit zu verbessern
- die Wadenmuskulatur wieder zu kräftigen
- die Pumpfunktion der Wadenmuskelgelenkpumpe zu unterstützen
- durch die Beschleunigung des Blutflusses in den Venen Thrombosen vorzubeugen
- offene Beine schneller abheilen zu lassen. Nach einer Abheilung kann ein konsequent durchgeführtes Training dazu beitragen, dass die Beine nicht erneut Geschwüre und offene Stellen entwickeln

Zusätzliche Wirkungen des Trainings, die sich bei regelmäßiger Durchführung ergeben, sind:
- Erhaltung der körperlichen Fitness
- Förderung der geistigen Beweglichkeit und Frische
- positive Wirkungen auf das Immunsystem

- trainingsbedingte Verbesserung erhöhter Blutfettwerte
- Verringerung erhöhter Blutzuckerwerte durch die körperliche Aktivität
- Schutzfunktion vor Osteoporose durch eine knochenstabilisierende Wirkung

Hinweise zu den Übungen

Sofern im Text nicht anders angegeben, sollen die Übungen täglich 30 Minuten lang durchgeführt und die einzelnen Übungsteile jeweils 10-mal wiederholt werden. Patienten nach einer tiefen Venenthrombose, mit schweren Begleiterkrankungen, Herzleiden oder Herzschwäche, starkem Bluthoch-

Kompressionsstrümpfe anlegen

Durch die Gymnastikübungen kann sich der Blutfluss in den Beinvenen verzehnfachen. Patienten, die nach ärztlicher Anweisung Kompressionsstrümpfe oder Verbände tragen müssen, müssen diese besonders während eines solchen Trainings und Übungsprogramms anlegen, um eine möglicherweise gefährliche Schwellung der Beine zu vermeiden.

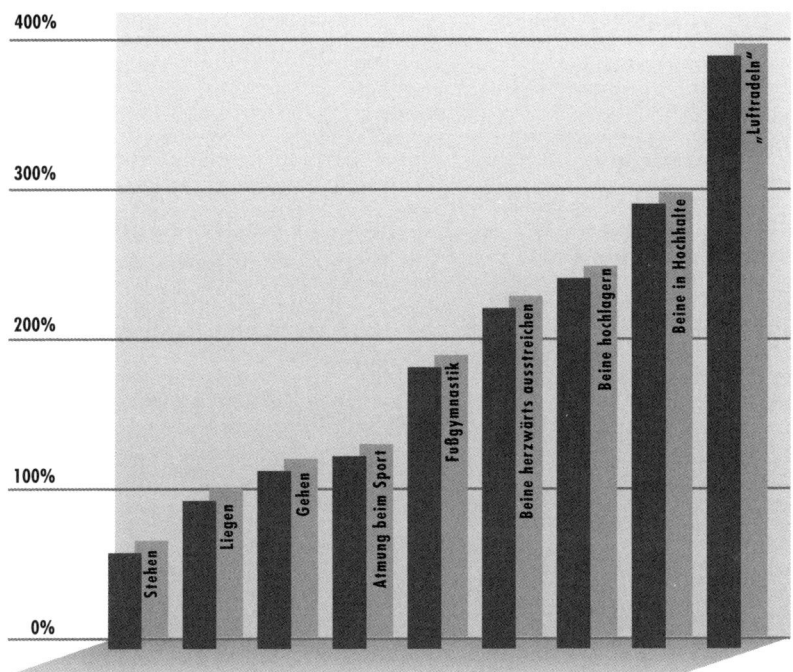

400%

300%

200%

100%

0%

Stehen

Liegen

Gehen

Atmung beim Sport

Fußgymnastik

Beine herzwärts ausstreichen

Beine hochlagern

Beine in Hochhalte

„Luftradeln"

**Die Strömungsgeschwindigkeit des in den Beinen herzwärts fließenden Venen-
blutes nimmt zu in Abhängigkeit von der abnehmenden Höhe der venösen
Blutsäule sowie der zunehmenden Zahl aktivierter Druck- und Saugpumpen.
Merke: „Wird gleichzeitig eine Kompressionshilfe getragen, bedeutet dies noch
eine zusätzliche Strömungsbeschleunigung."
(Abb. modifiziert nach E. Werner/W. Vanscheidt)**

druck oder anderen ernst zu neh-
menden Risikofaktoren sollten
erst das Gespräch mit dem Arzt
suchen und ihre körperliche Leistungsfähigkeit ermitteln lassen.
Anfänger und ältere Patienten
können einzelne Übungen des
Gymnastikprogramms auswählen
und sich langsam ihren körperli-

chen Leistungsgrenzen nähern. Bei
einer Zunahme der Beschwerden
oder auftretenden Schmerzen sind
die Übungen sofort abzubrechen.
Bei der Durchführung all dieser
Übungen sollten Sie barfuß trainieren oder dicke Socken tragen,
um die bestmögliche Wirkung für
die Beinvenen zu erzielen.

Dehnübungen zum Aufwärmen

Übung 1

■ In Schrittstellung vor einer Wand aufstellen, mit gestreckten Armen an der Wand abstützen.

■ Mit dem vorderen Bein etwas in die Hocke gehen, das hintere Bein gerade nach hinten durchstrecken, die Fußsohle bleibt am Boden.

■ Mit dem vorderen Bein noch tiefer in die Hocke gehen, bis es in der Wade des hinteren Beins spürbar zieht.

■ Einige Sekunden die Wade dehnen, dann zurück in die Aus-gangsstellung gehen und das andere Bein dehnen.

Übung 2

■ Etwa in Armlänge vor einem Hocker oder einer Kiste aufstellen und eine Ferse bei gestrecktem Bein darauf ablegen.

■ Die Hände übereinander auf das Knie des hochgelagerten Beins legen.

■ Durch leichten Druck der aufgelegten Hände und Vorneigen des Oberkörpers das Bein dehnen, bis der Zug in der Muskulatur spürbar wird.

■ Das andere Bein in gleicher Weise dehnen.

Übung 1

Übung 2

Übung 3

■ Bei gerader Körperhaltung mit den Händen vor dem Brustkorb schräg nach vorne gegen eine Wand abstützen.

■ Abwechselnd den rechten und linken Fuß auf die Zehen aufstellen und wieder auf die ganze Fußsohle zurückrollen.

Übung 4

■ Wie bei Übung 3 gegen eine Wand abstützen.

■ Abwechselnd den rechten und linken Fuß auf die Zehen aufstellen, dann das Bein nach vorne anheben, bis der Oberschenkel waagerecht steht.

■ Das Bein zurückführen, und die Übung mit dem anderen Bein durchführen.

Übung 3

Übung 4

Übungen im Liegen

Ideal ist es, wenn Sie lang ausgestreckt auf einer festen Unterlage liegen und die Waden auf einem etwa 20 Zentimeter dicken Polster oder Kissen hochlagern.

Übung 1
▪ Beide Fußspitzen im Gegensinn hochziehen und wieder strecken.

Übung 2
▪ Die Zehen beider Füße möglichst rasch beugen („krallen") und strecken.

Übung 3
▪ Mit den Füßen aus dem Sprunggelenk heraus möglichst große Kreise machen. In raschem Tempo erst 10-mal einwärts, dann 10-mal auswärts rollen.

Übung 1

Übung 2

Übung 3a

Übung 3b

Übung 4

Übung 5

Übung 4
▧ Beide Beine in der Hüfte senkrecht nach oben strecken, dann
wie in Übung 3 mit den Füßen
kreisen.

Übung 5
▧ Beide Beine senkrecht nach
oben strecken, dann die Zehen
beider Füße möglichst rasch beugen („krallen") und strecken.

Übung 6a

Übung 6b

Übung 6

▪ Arme hinterm Kopf verschränken.

▪ Abwechselnd das rechte und linke Bein im Knie anbeugen und über dem Kopf ausstrecken.

▪ Das gestreckte Bein langsam zum Boden führen.

Übung 7

▪ Abwechselnd das rechte und linke Bein im Knie anbeugen und den Fuß mit den hohlen Händen umfassen.

▪ Während das Bein langsam nach oben ausgestreckt und ge-

Übung 7a

Übung 7b

streckt abgelegt wird, mit den Handinnenflächen mit sanftem Druck vom Fuß am Unterschenkel entlang in Richtung Leiste gleiten.
Beim Vorbeigleiten an der Wade die Hände wie einen Trichter formen, um das Blut der Venen zur Leiste hin zu streichen.

■ Die Übung an jedem Bein 8- bis 10-mal langsam durchführen.

Übung 8

Übung 9

Übung 8

■ Ein kleines Kissen zwischen die Füße legen.

■ Langsam durch die Lippen ausatmen, gleichzeitig die Zehen einkrallen, das Kissen zwischen den Füßen zusammendrücken und das Gesäß von der Unterlage abheben.

■ Spannungs- und Entspannungsphasen sollen jeweils 4–5 Sekunden dauern.

Übung 9

■ Die Füße mit gestreckten Beinen überkreuzen und gegeneinander legen.

■ Langsam ausatmen, gleichzeitig die Fußrücken mit steigender Anspannung kräftig gegeneinander stemmen.

■ Spannungs- und Entspannungsphasen sollen jeweils 4–5 Sekunden dauern.

Übung 10

■ Für diese Übung brauchen Sie eine Wand oder ein festes Bettende, gegen die Sie die Füße stemmen können.

■ Die Füße bei gestreckten Beinen 2–3 Zentimeter vor der Wand ablegen.

■ Abwechselnd mit der Ferse und mit dem Vorfuß gegen den Widerstand stemmen, die Bewegung erfolgt nur aus dem Sprunggelenk.

Übung 11

■ In flacher Rückenlage die Arme seitlich gestreckt neben den Rumpf legen. Sie helfen, den Körper zu stabilisieren.

■ Mit den Beinen in der Luft 20 bis 30 Sekunden lang „Rad fahren".

■ Mit den Knien beim Anziehen möglichst nah an den Oberkörper kommen und die Beine hoch hinaus strecken.

Übung 10

Übung 11

Übung 12

■ Ein Bein angewinkelt auf dem Boden anstellen.

■ Das andere Bein möglichst über den Kopf strecken und mit den Händen den Vorderfuß umfassen.

■ Mehrmals jeweils 5–10 Sekunden lang versuchen, die Fußspitze gegen den Widerstand der Hände von sich weg zu drücken.

■ Die Übung dann mit beiden Beinen gleichzeitig wiederholen.

Übung 13

■ Beide Beine senkrecht nach oben ausstrecken.

■ Die Beine in den Knien nach unten beugen, sodass die Unterschenkel in Richtung Boden abklappen.

■ Die Bewegung gleichmäßig 5- bis 10-mal wiederholen und ruhig weiteratmen.

Übung 12

Übung 13

Übung 14

Übung 15

Übung 14

▨ Beide Beine mit leicht angewinkelten Knien in die Luft strecken und die Oberschenkel von hinten mit den Händen umfassen.

▨ Die Füße in den Sprunggelenken in rascher Folge 10- bis 15-mal auf und ab bewegen.

Übung 15

▨ Bei gestreckten Beinen abwechselnd den rechten und linken Oberschenkel möglichst fest anspannen.

▨ Die maximale Spannung 1–2 Sekunden lang halten, dann wieder locker lassen.

▨ Diese Übung mit jedem Bein 5-mal wiederholen, dann mit beiden Beinen gleichzeitig durchführen.

Übung 16

Übung 17

Übung 16

■ Die Arme hinter dem Kopf verschränken.

■ Die Gesäßmuskeln fest anspannen und gleichzeitig versuchen, durch die Körperspannung das Becken einige Zentimeter vom Boden abzuheben.

■ Langsam ausatmen und die Spannung 3 Sekunden lang halten, dann wieder entspannen und tief einatmen.

■ Die Übung 5-mal wiederholen.

Übung 17

■ Zur Entspannung in Rückenlage die Augen schließen, 30–60 Sekunden lang tief und ruhig durchatmen und den Körper lockern.

■ Dann eine Hand seitlich an die Hüfte, die andere Hand auf den Bauch legen.

■ Die gleichmäßige Atembewegung spüren und die Luft bewusst bis tief in den Bauchraum ein- und ausströmen lassen.

Übungen im Sitzen

Setzen Sie sich mit geradem Rücken und geschlossenen Beinen auf die vordere Hälfte eines Stuhls oder Hockers. Die Oberschenkel sind waagerecht, die Unterschenkel stehen senkrecht und die Füße weisen nach vorne.

Übung 1

▨ Beide Beine gleichzeitig auf die Zehenspitzen aufstellen und zügig wieder auf die Fußsohlen absetzen.

Übung 2

▨ Abwechselnd das rechte und linke Bein langsam auf die Ferse aufstellen und den Fuß wieder auf der Sohle absetzen.

▨ Sie können die Übung intensivieren, indem Sie mit den Füßen ständig gegen den Boden drücken.

Übung 1

Übung 2

Übung 3
■ Das rechte Bein mit dem Knöchel auf dem linken Knie ablegen.

■ Mit der linken Hand von der Fußsohle her den rechten Vorfuß umfassen.

■ Gegen den Zug der linken Hand mehrmals den rechten Fuß anwinkeln und zum Schienbein ziehen, die Zehen bleiben dabei gestreckt.

■ Die Übung mit dem linken Fuß und der rechten Hand wiederholen.

Übung 4
■ Position wie bei Übung 3 einnehmen.

■ Gegen den Druck der linken Hand den rechten Fuß abwinkeln und gegen die Hand drücken. Die Bewegung muss vom gesamten Fuß ausgehen, nicht nur von den Ballengelenken.

Übung 5
■ Mit den Händen hinter dem Gesäß an der Stuhlkante festhalten und den Oberkörper etwas nach hinten lehnen.

Übung 3 und 4

Übung 5

Übung 6

Übung 7

▧ Beide Beine gleichzeitig über die Zehen kräftig vom Boden abstoßen und langsam zurücksinken lassen.

Übung 6

▧ Mit den Händen an der vorderen Stuhlkante festhalten und die Füße auf die Zehen aufstellen.

▧ Die Knie schnell gegen- und auseinander bewegen, sodass die Wadenmuskeln ausgeschüttelt und gelockert werden.

Übung 7

▧ Mit den Händen hinter dem Gesäß an der Stuhlkante festhalten.

▧ Jeweils ein Bein nach vorne führen, bis es fast durchgestreckt ist, mit der Fußspitze auf dem Boden auftippen und das Bein wieder zurückführen.

Übung 8

■ Mit den Händen an der Stuhlkante festhalten.

■ Die Beine angewinkelt hoch nehmen und wie beim Tretbootfahren 10-mal vorwärts kreisen.

■ Nach einer kurzen Pause 10-mal rückwärts treten.

■ Achten Sie dabei auf eine lockere, gleichmäßige Atmung.

Übung 8

Übung 9

■ Mit den Händen hinter dem Gesäß an der Stuhlkante festhalten und etwas nach hinten lehnen.

■ Die Beine angewinkelt hoch nehmen und die Knie schulterbreit auseinander fallen lassen.

■ Die gegrätschten Beine 10-mal an den Körper heranziehen und schräg nach unten durchstrecken.

■ Beim Anziehen aus-, beim Ausstrecken einatmen.

Übung 10

■ Mit den Händen hinter dem Gesäß an der Stuhlkante festhalten.

■ Abwechselnd das linke und rechte Bein etwas hochnehmen und strecken.

■ Den Fuß im Sprunggelenk 10-mal anziehen und wegbeugen.

■ Das Bein wieder absetzen.

Übung 9a

Übung 9b

Übung 10a

Übung 10b

Übung 11

Übung 12

Übung 11

■ Jeweils ein Bein wie in Übung 10 anheben, dann den Fuß mit möglichst großen Kreisen im Sprunggelenk drehen.

■ Nach 10 Kreisbewegungen die Richtung wechseln.

■ Das Bein wieder absetzen.

Übung 12

■ Mit den Händen hinter dem Gesäß an der Stuhlkante festhalten.

■ Nacheinander beide Beine ausstrecken und durch Schlenkern des Fußes im Sprunggelenk die Waden ausschütteln.

Übung 13

Übung 14

Übung 13
▪ Beide Fersen anheben, auf den Zehen nach außen drehen und absetzen.

▪ Die Fußspitzen anheben, auf den Fersen nach außen drehen und absetzen.

▪ Die Fersen anheben, auf den Zehen nach innen drehen und absetzen.

▪ Die Fußspitzen anheben, auf den Fersen nach innen drehen und absetzen.

Übung 14
▪ Die Füße etwa schulterbreit auseinander stellen, die Arme vor dem Bauch überkreuzen und die Handflächen von außen seitlich gegen die Knie legen.

▪ Gegen den Widerstand der Beine versuchen, die Knie mit den Händen zusammenzudrücken.

▪ Abwechselnd mit der linken und rechten Hand und anschließend gleichzeitig.

▪ Während der Anspannung langsam durch die leicht geöffneten Lippen ausatmen.

Übung 15

▪ Die Füße etwa schulterbreit auseinander stellen und die Handflächen von innen seitlich gegen die Knie legen.

▪ Gegen den Widerstand der Beine versuchen, die Knie mit den Händen auseinander zu drücken.

▪ Abwechselnd mit der linken und rechten Hand und anschließend gleichzeitig.

▪ Während der Anspannung langsam durch die leicht geöffneten Lippen ausatmen.

Übung 15

Übung 16

▪ Setzen Sie sich mit gestreckten Beinen auf den Boden.

▪ Ein Bein anziehen und den Vorderfuß mit den Händen umfassen.

▪ Die Zehen mindestens 10-mal abwechselnd beugen („krallen") und strecken.

▪ Die Intensität durch zunehmenden Gegenzug der Hände allmählich steigern.

Übung 16

Übungen im Sitzen mit Hilfsmitteln

Hier kommen wieder einfache Hilfsmittel zum Einsatz, die sich normalerweise in jedem Haushalt finden lassen oder die man relativ billig in Sport- und Gymnastik-läden besorgen kann.

Übung 1

▨ Legen Sie ein etwa fingerdickes Seil vor Ihren Füßen auf den Boden.

▨ Mit den Händen hinten an der Stuhlkante festhalten.

▨ Einen Fuß etwas anheben und mit den Zehen das Seil umgreifen oder einklemmen.

▨ Das Seil loslassen und 10-mal wiederholen.

▨ Die gleiche Übung mit dem anderen Fuß und mit beiden Füßen gleichzeitig.

Übung 2

▨ Wie in Übung 1 das Seil ergreifen, jetzt aber möglichst weit hochheben, das Bein strecken und das Seil fallen lassen.

▨ Das Bein wieder zurückführen, das Seil mit dem anderen Fuß ergreifen und wieder vor dem Körper ablegen.

▨ Mit jedem Bein 10-mal wiederholen.

Übung 1

Übung 2

Übung 3

▨ Legen Sie eine größere Papprolle (z. B. Waschmitteltrommel, Küchenrolle), einen Ball oder Ballon vor Ihre Füße auf den Boden.

▨ Mit den Händen hinter dem Gesäß an der Stuhlkante festhalten, beide Füße nebeneinander auf der Rolle aufsetzen.

▨ Die Füße auf der Rolle oder dem Ball bis zu den Zehen bogenförmig vor und bis zur Ferse zurück bewegen.

▨ Dabei die Fersen bzw. Zehen möglichst weit dem Boden nähern, um auf diese Weise die Beweglichkeit im Sprunggelenk zu verbessern.

Übung 3a

Übung 3b

Übung 4

■ Mit den Händen hinter dem Gesäß an der Stuhlkante festhalten, beide Füße nebeneinander auf den Ball oder Ballon aufsetzen.

■ Mit den Füßen aus dem Sprunggelenk heraus in wechselnder Richtung möglichst weite kreisende Bewegungen machen.

■ Die gleiche Übung auch mit jeweils einem Fuß probieren.

Wenn Sie die Übungen 3 und 4 abwechselnd mit je einem Fuß auf einem Noppenball durchführen, massieren Sie gleichzeitig auf angenehme Weise Ihre Fußsohlen.

Übung 4

Übung 5

■ Mehrere Murmeln verschiedener Größe vor sich auf den Boden legen.

■ Abwechselnd mit je einem nackten Fuß zwischen 1. und 2. Zehe eine Murmel einkrallen und möglichst weit vor sich auf dem Boden ablegen.

■ Anschließend die Murmeln wieder Stück für Stück mit je einem Fuß aufnehmen und dicht vor dem Körper ablegen.

■ Haben Sie nur eine Murmel, können Sie diese abwechselnd mit je einem Fuß von sich weg und zurück transportieren.

Übung 5

Übung 6

▨ Mit den Händen hinter dem Gesäß an der Stuhlkante festhalten, der Ball oder die Rolle liegt vor den Füßen.

▨ Mit einem Fuß vor dem Ball mit der Ferse und hinter dem Ball mit den Zehenspitzen auftippen.

▨ Erst mit dem anderen Fuß, dann im Gegensinn mit beiden Beinen gleichzeitig wiederholen. Für die folgenden Übungen ein elastisches Gummiband (Thera-Band) unter der Fußsohle durchziehen und die Enden mit beiden Händen festhalten.

Übung 7

▨ Jeweils ein Bein gerade ausstrecken und durch Zug am Band den Fuß so weit wie möglich zum Körper hochbiegen.

▨ Gegen den Widerstand des Bands den Fuß im Sprunggelenk nach vorne abwinkeln, die Streckposition etwa 10 Sekunden lang halten, dann wieder mit dem Band hochbiegen.

▨ Innerhalb von 10 Wiederholungen den Zug am Band kontinuierlich steigern, sodass ein Spannungsgefühl in der Wade aufkommt.

Übung 6

Übung 7

Übung 8   **Übung 9**

Übung 8
🔲 Das Band unter die Ferse des
angewinkelten Beins bringen und
die Ferse hochziehen.

🔲 Gegen den Widerstand des
Bands 10-mal versuchen, die Ferse
bis zum Boden nach unten zu
drücken.

🔲 Im Verlauf der 10 Wiederholungen den Zug des Bands
allmählich steigern.

Übung 9
🔲 Bei gestrecktem Bein mit dem
Fuß im Sprunggelenk möglichst
weite Kreise beschreiben.

🔲 Durch rechts- oder linksseitigen
Zug am Band den Bewegungsablauf unterstützen.

Übung 10

■ Das Band unter die Zehenballen bringen und den Vorderfuß damit hochziehen.

■ Gegen den Widerstand des Bands 10-mal versuchen, den Vorderfuß bis zum Boden nach unten zu drücken.

■ Den Zug des Bands allmählich steigern.

Übung 11

■ Mit gestreckten Beinen auf den Boden setzen.

■ Den Fuß gegen den Widerstand des Bands im Sprunggelenk beugen und strecken.

■ Im Verlauf der 10 Wiederholungen den Zug des Bands allmählich steigern.

Übung 10

Übung 11

Übungen im Stehen

Übung 1

▦ Aufrecht stehen, die Füße in Hüftbreite nebeneinander auf dem Boden.

▦ Mit gestrecktem Oberkörper nach links und rechts pendeln, sodass der Druck auf den Fußinnen- bzw. Fußaußenkanten spürbar wird.

Übung 2

▦ In leichter Schrittstellung stehen, die Arme hängen locker herab.

▦ Durch Verlagern des gestreckten Oberkörpers langsam vorwärts und rückwärts schwanken, die Fußsohlen bleiben fest auf dem Boden.

▦ Die Fußstellung mehrmals wechseln.

Übung 1

Übung 2a

Übung 2b

Übung 3

Übung 4

Übung 3
■ Aufrecht stehen, die Füße in Hüftbreite nebeneinander auf dem Boden.
■ Die Hände können Sie auf den Hüften abstützen.
■ Abwechselnd jeweils einen Fuß auf die Zehenspitzen aufstellen, kurz halten, dann die Ferse wieder auf den Boden absetzen.

Übung 4
■ Wie bei Übung 3 einen Fuß auf die Zehen stellen, dann die Ferse möglichst weit nach außen drehen, kurz halten und zurückführen.
■ Nach 10 Fersendrehungen die Ferse absetzen, das Bein locker ausschütteln und auf den anderen Fuß wechseln.

Übung 5

▪ Stand mit geschlossenen Beinen, die Arme locker hängen lassen oder auf den Hüften abstützen.

▪ Nun in den Zehenstand gehen und kurz auf dem höchsten Punkt halten.

▪ Die Füße langsam wieder auf den Sohlen abrollen und anschließend die Vorfüße so weit wie möglich anheben.

▪ Die Füße wieder ganz aufsetzen und neu beginnen.

▪ Bei Standunsicherheit können Sie sich an einer Stuhllehne oder Ähnlichem abstützen.

Übung 6

▪ In Schrittstellung mit leichtem Schwung das Gewicht auf das vordere Bein verlagern und bis zum Zehenstand kommen.

▪ Anschließend mit dem Körpergewicht nach hinten pendeln, bis wieder die Ausgangsstellung erreicht ist.

▪ Die Arme schwingen mit.

Übung 5a   Übung 5b   Übung 6

Übung 7
- Aufrechter Stand, die Füße stehen parallel nebeneinander.
- Mit dem rechten und linken Bein jeweils abwechselnd einen Schritt schräg nach vorne setzen und den Fuß in die Ausgangsstellung zurückziehen.

Übung 8
- Stand mit geschlossenen Beinen.
- Etwas in die Hocke gehen, die Pobacken anspannen und mit Schwung in den Zehenstand hochkommen.
- Den Zehenstand kurz halten und in die Ausgangsposition zurückkehren.

Übung 7

Übung 9
- Stand mit geschlossenen Beinen.
- Einen Fuß vom Boden abheben und mit dem gestreckten Bein vor dem Standfuß mindestens zehnmal eine „8" kreisen.

Übung 10
- Paralleler Stand, die Füße etwa schulterbreit nebeneinander.
- Die linke Ferse vom Boden abheben, den Ballen am Boden lassen.
- Den Fuß nach innen drehen, sodass die linke Ferse zur rechten Fußspitze weist.

- Die linke Ferse wieder in die Ausgangsstellung zurückführen und die Übung mit dem rechten Fuß durchführen.

Übung 11
- Aufrechter Stand mit geschlossenen Beinen, die Arme nach vorne hochnehmen.
- Eine Kniebeuge machen und gleichzeitig in den Zehenstand kommen.
- Die Stellung kurz halten, dann in den geraden Stand zurückkehren.

Übung 8

Übung 9

Übung 10

Übung 11

Übung 12

■ Im Stand die Hände auf den Hüften abstützen oder mit der rechten Hand auf der Lehne eines abgewandten Stuhls oder an der Wand abstützen.

■ Das linke Bein locker vor und zurück schwingen lassen, dann zu Achterbahnen übergehen.

■ Anschließend mit der linken Hand sichern und mit dem rechten Bein schwingen, erst gerade vor und zurück, dann in Achterbahnen.

Übung 12

Übung 13

■ Stand mit geschlossenen Beinen und ganz leicht eingeknickten Knien.

■ Beide Vorfüße entlasten, auf den Fersen nach rechts drehen und absetzen.

■ Jetzt beide Fersen entlasten, auf den Fußballen nach rechts drehen und absetzen.

■ So immer

Übung 13a   Übung 13b

weiter nach rechts, dann in gleicher Weise nach links gleiten.

Übungen im Stehen mit Hilfsmitteln

Übung 1

▪ Ein etwa drei Zentimeter dickes Buch (z. B. Postleitzahlenbuch) quer vor die geschlossenen Füße legen und mit den Zehen oder Fußballen auf das Buch steigen.

▪ Den Körper aus den Füßen heraus bis in den Zehenstand gerade hochstemmen und langsam wieder absenken, bis die Fersen auf dem Boden aufliegen.

Übung 2

▪ An eine Wand lehnen oder mit einem Arm abstützen und ein Bein gestreckt nach vorne anheben.

▪ Versuchen Sie, durch Bewegen des Fußgelenks mit dem Fußrücken einen Ballon möglichst hoch in die Luft zu treten.

▪ Halten Sie den Ballon in Bewegung und wechseln Sie mehrmals zum anderen Bein über.

▪ Wenn Sie schon geübter sind, können Sie versuchen, zwei Ballons gleichzeitig in Bewegung zu halten.

Übung 1

Übung 2

Für die nächsten Übungen brauchen Sie ein elastisches Band, z. B. eine „Venenschlinge" (siehe Seite 96), zwei verflochtene Nylonstrümpfe oder ein elastisches Gymnastikband (erhältlich in Sportgeschäften).

Übung 3

▪ Zehen und Ballen eines Fußes auf ein mehrere Zentimeter dickes Buch stellen, das elastische Band unter der Fußsohle durchziehen und die Enden fest in die Hände nehmen.

▪ Das Band nach oben ziehen, sodass der Fuß etwas unter Spannung steht.

▪ Mit dem Fuß abwechselnd in den Zehen- und Fersenstand gehen.

▪ Anschließend die Übung mit dem anderen Bein wiederholen.

Übung 3a   Übung 3b

Übung 4

▪ Das elastische Band unter einem Fuß durchziehen und die Enden in die Hände nehmen.

▪ Das Bein gegen den Zug des Bandes seitlich abspreizen, mit dem Fuß aufsetzen und wieder an den Körper zurückführen.

▪ Die Intensität durch Zunahme der Bandspannung steigern.

Übung 4a   Übung 4b

Übungen im Gehen

Übung 1

▓ Gehen auf einer nachgiebigen Unterlage oder Matte, z. B. auch in einem kleinen Kreis auf der Bettmatratze gehen.

▓ Die Füße dabei bewusst mit der Ferse aufsetzen und über die Zehen hin abrollen.

Übung 2

▓ Beim Gehen die Arme gestreckt vor dem Körper gerade hochheben und dabei einatmen.

▓ Die Arme zurückpendeln lassen und gleichzeitig ausatmen.

Übung 1

Übung 2a

Übung 2b

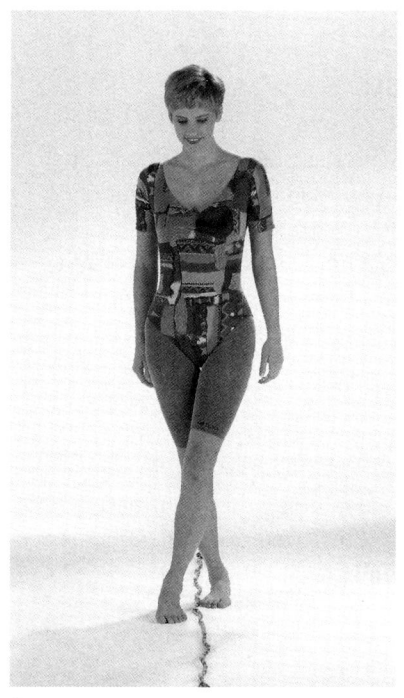

Übung 3

Übung 4

Übung 3
- ▨ Seitlich gehend den freien Fuß einmal vor und beim nächsten Mal hinter dem Standbein herumführen.
- ▨ Ab und zu die Gehrichtung wechseln.

Übung 4
- ▨ Ein Seil gerade auslegen und vor einem Ende aufstellen.
- ▨ Langsam mit kleinen Schritten über dem Seil gehen, dabei den rechten Fuß jeweils links vom Seil und den linken Fuß rechts vom Seil aufsetzen. Der Körperschwerpunkt bleibt beständig über dem Seil.
- ▨ Die Übung kann vorwärts und bei entsprechender Übung auch rückwärts erfolgen.

Übung 5

Übung 6

Übung 5

■ Ein etwa kleinfingerdickes Seil gerade auslegen und vor einem Ende aufstellen.

■ Auf dem Seil entlangbalancieren, dabei einen Fuß jeweils direkt vor den letzten setzen.

■ Die Übung kann vorwärts und bei entsprechender Übung auch rückwärts erfolgen.

Übung 6

■ Ein kleines Taschen- oder Adressbuch auf den Kopf legen und gerade aufgerichtet im Raum umhergehen, ohne dieses festzuhalten.

■ Wechseln Sie öfters die Richtung, laufen Sie weite und möglichst enge Kreise, Achterbahnen und Schleifen, während Sie das Buch auf dem Kopf balancieren.

Patienten mit Venenleiden sollen zur Kräftigung der Wadenmuskulatur möglichst oft Treppen steigen, wenn es die Gesundheit erlaubt. Allerdings muss man dabei die richtige Technik beachten. Nehmen Sie jede Treppe bewusst Stufe für Stufe. Wenn Sie immer zwei Stufen auf einmal überwinden, trainieren Sie zwar verstärkt Ihre Oberschenkelmuskeln, dafür aber kaum die wichtige Wadenmuskulatur.

Übung 7

Übung 8

Übung 7

■ Beim Aufwärtsgehen den oberen Fuß nur mit den Zehen und dem Ballen auf die Stufe setzen, mit etwas Schwung den Körper bis fast zum Zehenstand hochstemmen und wieder absenken.

■ Die Ferse kurz nach unten „durchsacken" lassen (Dehnung der Achillessehne) und wieder anziehen, bis der Fuß waagerecht steht.

■ Den anderen Fuß nachholen, eine Stufe höher absetzen (wieder nur mit Zehen und Fußballen) und den Körper wieder aus dem Fußgelenk und den Wadenmuskeln hochstemmen.

Übung 8

■ Beim Abwärtsgehen zuerst immer nur die Zehen und den Ballen auf die untere Stufe aufsetzen, dann langsam und kontrolliert den Fuß absenken, bis auch die Ferse aufsitzt.

Das Übungsprogramm beenden

Legen Sie sich entspannt auf den Rücken und lagern Sie Ihre gestreckten Beine 5–10 Minuten lang auf einer Unterlage hoch, um den venösen Rückstrom zum Herzen zu unterstützen und einen Blutstau in den Beinen zu vermeiden.

Hydrotherapie und Sauna

Die nach Pfarrer Kneipp benannte Behandlungsmethode des **Kneippens** kann bei richtiger Anwendung zu einer spürbaren Linderung der Beschwerden beitragen. Zwei Anwendungsformen des Wassers sind für den Venenkranken besonders sinnvoll: In Kneippkurorten gibt es flache Wasserbecken zum **Wassertreten.** Zu Hause können Sie sich mit der Badewanne behelfen, wenn Sie sie bis zur Wannenmitte mit kaltem Wasser füllen und eine rutschfeste Unterlage (Gummimatte) verwenden. Stellen Sie sich in die Wanne, heben Sie abwechselnd das rechte und linke Bein an, bis der Oberschenkel waagerecht ist, und tauchen Sie es senkrecht wieder ein. Treten Sie einige Minuten lang in diesem „Storchengang" auf der Stelle.

Dann die Beine trockentupfen oder mit sanftem Strich von den Knöcheln zu den Oberschenkeln abtrocknen und noch einige Minuten umhergehen.

Für den **Unterschenkelguss** können Sie einen einfachen Schlauch oder eine sanfte Brause einsetzen.

Das Wasser sollte kühl und weich auf die Haut auftreffen.

Den rechten Fußrücken 3-mal vor und zurück begießen, das Wasser außen an der Wade entlang bis zur Kniekehle führen und 10 Sekunden rinnen lassen, sodass sich ein Wassermantel bildet. Den Schlauch an der Innenseite der Wade über den Fuß zurückführen. In der gleichen Weise den linken Unterschenkel behandeln.

Danach kehrt man zum rechten Fuß zurück und leitet den Wasserstrahl am rechten Unterschenkel vorne außen neben dem Schienbein zur Kniescheibe, wartet hier 10 Sekunden und kehrt vorne innen neben dem Schienbein zum Fuß zurück.

Für jedes Bein sollten Sie sich 20–30 Sekunden Zeit nehmen. Der Schenkelguss kann täglich mehrmals wiederholt werden. Die Wirkungen des Schenkelgusses sind bei morgendlicher Durchführung auch Stunden später noch spürbar – vor allem an warmen Sommertagen. Die Venenspannung nimmt zu, und das Blut strömt schneller zum Herz zurück.

Auch **Bewegungsübungen in seichtem Wasser,** am Meeresstrand oder im Wattenmeer sind zu empfehlen. Der Untergrund soll dabei der Fußsohle einen weichen Widerstand bieten, wie feiner nasser Sand oder Wattboden, der dazu beiträgt, den Bewegungsablauf beim Gehen zu verbessern und Blut aus den Fußsohlen zu drücken. Die venöse Drainage wird dabei oft unbewusst durch das Nassspritzen der Waden gefördert, weil die Verdunstungskühle zu einer verstärkten Venentonisierung mit einer Strömungsbeschleunigung des Blutes führt.

Von **Saunabesuchen** wird jeder Arzt eigentlich abraten, weil die Hitze für die Beinvenen eher schädlich ist. Betroffene, die den Saunagang dennoch nicht missen möchten, sollten in den Pausen kalte Güsse durchführen, um die notwendige Venentonisierung zu gewährleisten und zu verhindern, dass sich zu viel Blut im Beinvenensystem aufstaut. Die Gelehrten streiten noch darüber, ob der Saunagang beim Venenpatienten im Liegen oder im Sitzen vorteilhafter ist. Wenn möglich, lagern Sie die Beine hoch und lassen sie nicht hängen.

Saunaregeln für Patienten

Beim Saunagang Beine hochlagern und auf ausreichende Kaltwasseranwendungen an den Beinen achten!
Bei bestehenden Venenleiden vor Saunabesuchen den zuständigen Arzt befragen.

Anhang

Phlebologisches Wörterbuch

Antikoagulantien: Medikamente zur Hemmung der Blutgerinnung

Angiologie: Lehre von den Erkrankungen der Gefäße (Arterien)

Blow-out-Varize: Vorwölbung einer oberflächlichen Venenwand unter der Hautoberfläche im Bereich einer Verbindungsvene

Crosse: Einmündungsstelle der großen Rosenvene und der kleinen Rosenvene in das tiefe Venensystem in der Leiste

Embolie: „wandernder Blutpfropf", Verschleppung eines Blutgerinnsels von den Beinvenen meist in die Lunge

Insuffizienz: Funktionsuntüchtigkeit, Funktionsschwäche

Ödem: Wasseransammlung im Gewebe, Schwellung

Phlebitis: Venenentzündung

Phlebologie: Lehre von den Venenerkrankungen

Postthrombotisches Syndrom: Veränderungen am Haut- und Gefäßsystem als Folge einer abgelaufenen Beinvenenthrombose

Reflux: Rückfluss (von Blut in weiter zurückliegende Gefäßabschnitte)

Sklerosierung: Venenverödung durch Einspritzen eines Medikamentes

Stammvarikose: Krampfaderleiden der großen Venenstämme des oberflächlichen Systems

Thrombose: Blutgerinnsel in einem Blutgefäß

Varizen: Krampfadern

Venentonus: Venenwandspannung

Adressen

Selbsthilfeorganisation

Deutsche Gesellschaft Venen e.V.
Frau Dr. Müller
Generalsekretariat
Postfach 18 10
90007 Nürnberg
Telefon: 09 11/5 98 86 00

Ärztliche Organisationen und Einrichtungen

Arbeitsgemeinschaft Gefäß-gesundheit und Wundheilung
Krankenhausstraße 9
93453 Neukirchen b. Hl. Blut

Deutsche Gesellschaft für Gefäßsport e.V.
(Ärztliche Organisation für
Gefäßsportaktivitäten und
Trainerausbildungen)
Praxis Dr. med. H. E. Gerlach
T6/25
68161 Mannheim
Telefon: 0 62 04/7 97 93

Deutsche Gesellschaft für Phlebologie
(Dachverband phlebologisch
tätiger Ärzte) Präsident
Privatdoz. Dr. med. E. Rabe
Universitäts-Hautklinik Bonn

Sigmund-Freud-Straße 25
53105 Bonn

Gefäßsportgruppe Neukirchen
Privatdozent
Dr. med. Thomas Klyscz
Spezialklinik Neukirchen
Krankenhausstraße 9
93453 Neukirchen b. Hl. Blut
Telefon: 0 99 47/280
Fax: 0 99 47/2 81 09

Gefäßsportgruppe Tübingen
Privatdoz. Dr. med. M. Jünger
Universitäts-Hautklinik Tübingen
Liebermeisterstraße 25
72076 Tübingen
Telefon: 0 70 71/2 98 45 55
Fax: 0 70 71/55 01 34
E-Mail:michael.juenger@med.
uni-tuebingen.de

Gerätehersteller

Herstellung und Vertrieb von Pedalergometern
HWK Medizintechnik
Berghausen, Mühlstraße 2
76327 Pfinztal
Telefon: 07 21/9 46 05-0
Fax: 07 21/9 46 05-33

Die medi-Venenschlinge von
B. Bulling und M. Camci ist im
Sanitätsfachhandel erhältlich.

Literatur

Ratgeber

Anghern, F.: Venenleiden sind vermeidbar. Hippokrates 1997

Baron, D./Hellwig, B.: Venenleiden. Medpharm Scientific Publishers 1996

Linde, N.: Venenleiden wirkungsvoll behandeln. Südwest 1996

Salzmann, P.: Venenleiden vorbeugen und behandeln. Trias 1997

Werner, E./Vanscheidt, W.: Venentraining, den Beinen zuliebe. Kargerer 1993

Beiträge in Fachzeitschriften

Klyscz, T./Jünger, I./Stracke, F./ Schiebel, O./Jünger, M.: Neuartiges Pedalergometriegerät zur aktiven Bewegungstherapie bei Patienten mit peripheren arteriellen und venösen Zirkulationsstörungen. Phlebologie 1995, 24: 176–180

Klyscz, T./Jünger, M./Rassner, G.: Sport und Gefäßtraining bei chronischer Veneninsuffizienz. Münchner Medizinische Wochenschrift 1997, 139: 384–388

Klyscz, T./Jünger, M./Schanz, S./ Janz, M./Rassner, G./Kohnen, R.: Lebensqualität bei chronisch venöser Insuffizienz (CVI). Hautarzt 1998, 49: 372–381

Register

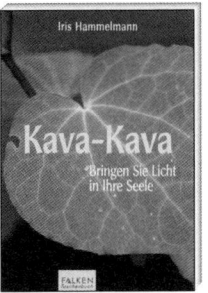

Schüßler-Salze
Von A. Rückert – 128 S., kartoniert
ISBN: 3-635-**60518**-2
Preis: DM 14,90

Der menschliche Organismus braucht Mineralstoffe und Spurenelemente, um reibungslos zu funktionieren. Dieses Buch informiert Sie über die Anwendung der Schüßler-Salze, in denen die Zellnährstoffe enthalten sind.

Natürlich entgiften mit der Öl-Zieh-Kur
Von I. Hammelmann – 80 S., kartoniert
ISBN: 3-635-**60391**-0
Preis: DM 10,90

Das „Kauen" von hochwertigem Sonnenblumenöl dient der Entgiftung des Körpers und trägt dazu bei, die Abwehrkräfte zu stärken. Wie das Ölkauen funktioniert und welche Naturheilmethoden die positive Wirkung der Ölkur unterstützen, erläutert dieser Ratgeber.

Die sagenhafte Heilkraft der Papaya
Von H. W. Tietze – 80 S., kartoniert
ISBN: 3-635-**60396**-1
Preis: DM 12,90

Schon lange ist den Naturvölkern die Heilkraft der Papaya bekannt. Sie wirkt gegen Infektionen, als Beruhigungs- und Stärkungsmittel. Auch bei Krebserkrankungen wird ihr heilende Wirkung nachgesagt. In diesem Ratgeber erfahren Sie mehr über die Papaya und ihr Konzentrat.

Kava-Kava
Von I. Hammelmann – 80 S., kartoniert
ISBN: 3-635-**60514**-X
Preis: DM 12,90

Die exotische Wurzel aus der Südsee macht mit ihrer Heilkraft von sich reden. Der Ratgeber informiert Sie über die entspannende, beruhigende Wirkung des Wurzelextrakts, welcher u.a. gegen Schmerzen, Depressionen und Niedergeschlagenheit helfen kann.

Teebaumöl für Gesundheit und Schönheit
Von S. Poth – 80 S., kartoniert
ISBN: 3-635-**60344**-9
Preis: DM 12,90

Teebaumöl wird wegen seiner guten Wirksamkeit geschätzt, es ist vielseitig und gut verträglich. Dieses FALKEN Taschenbuch beschreibt fundiert die verschiedenen Therapien und Anwendungen in der alltälichen Körperpflege.

Grüner Tee
Von C. Teufl – 80 S., kartoniert
ISBN: 3-635-**60150**-0
Preis: DM 14,90

Grüner Tee ist ein feiner und zugleich hesamer Genuss. Dieser Ratgeber stellt die verschiedenen Grünteespezialitäten vor und informiert Sie über die richtige Zubereitung, die Inhaltsstoffe und die Heilwirkungen.